U0196084

蔡氏妇科风云录

黄素英 主编

上海文化出版社

图书在版编目（CIP）数据

蔡氏妇科风云录/黄素英主编. —上海：上海文化
出版社，2017. 8
ISBN 978－7－5535－0810－8

Ⅰ. ①蔡⋯ Ⅱ. ①黄⋯ Ⅲ. ①中医妇科学－中医临床
－经验－中国 Ⅳ. ①R271. 1

中国版本图书馆 CIP 数据核字（2017）第 165264 号

发 行 人 冯 杰
出 版 人 姜逸青
责任编辑 黄慧鸣
装帧设计 汤 靖

书 名 蔡氏妇科风云录
主 编 黄素英
出 版 上海世纪出版集团 上海文化出版社
地 址 上海市绍兴路 7 号 200020
发 行 上海世纪出版股份有限公司发行中心
上海福建中路 193 号 200001 www. ewen. co
印 刷 江苏苏中印刷有限公司
开 本 889×1194 1/32
印 张 7. 25
版 次 2017 年 8 月第一版 2017 年 8 月第一次印刷
国际书号 ISBN 978－7－5535－0810－8/K·117
定 价 48. 00 元
告 读 者 如发现本书有质量问题请与印刷厂质量科联系 T：0523－82898066

主　　审：蔡小荪

主　　编：黄素英

编　　委：（按姓氏笔画为序）

王春艳　王海丽　毕丽娟　苏丽娜

张　利　陈　晖

执　　笔：唐　晖　黄兰英

资助项目：海派中医蔡氏妇科流派传承研究基地

（ZYSNXD‑CC‑HPCC‑JD‑009）

全国中医学术流派海派蔡氏妇科流派传承工作室

目　录

一　世医蔡砚香春试中科举

上海，江湾。

"虬江十八湾，弯弯到江湾"，江湾以虬江屈曲入境而得名。最早称商量湾，亦名曲江。市镇始建于宋，自胡陆湾桥起沿河向东，坐落走马塘北岸。南宋建炎四年（1130年）前后，抗金名将韩世忠驻中军于此，部分家属随之落户，遂渐成小镇。1876年，中国最早铁路淞沪铁路终点站就在此。清嘉庆年间，宝山民间流传着这样的话：金罗店，银南翔，铜江湾，铁大场。也就是说，江湾在上海开埠之前，在宝山县排名老三。但是，开埠之后，江湾因地处宝山最南段，面对19世纪末公共租界不可阻挡的北上势头，因地理位置的原因，很快被时代潮流冲到前沿。

江湾镇历代多中医，且多子承父业，名医辈出，有"中医之乡"之称。明代李士鹏著有《审脉赘言》；清代名医李继隆，善治疑难病症，儿、孙、曾孙都以医术闻名；祝梦麟精通医理方脉，对贫民义诊施药；张云龙擅长小儿科，子孙都善于医道；王震宇擅长眼科，尤其善于用针除眼中障翳；金德柱善治伤科；凌云志医术精良，且乐善好施，邑令奖予"义风足尚"匾额；印鹏工于疡科，遇奇症应手见效；徐惠元善治小儿杂症，曾孙洪范视症状决断生死，无不应验，苏州知府奖匾额"得心应手";塾师马应良暇时以医行世,人尊称"马活佛";天乐寺和尚洋文擅长针灸;外科名医张吉成,常穿草鞋出诊并为贫民免费施治,被称为"张赤脚"。

清乾隆年间,蔡氏妇科从大场迁至江湾,肇始于此,迄今历有二百余年。我们的故事就从1863年清同治二年说起。

这一年,对江湾妇科名医蔡砚香来说,是志得意满的,人生中的两桩喜事都在这一年发生。

蔡兆芝,号砚香,江湾蔡氏妇科传到他这里,已经是第四代了。其始祖蔡杏农,一介儒生,素有济世利民之愿和"不为良相亦为良医"之志,早年在文学上推崇安徽桐城派,专心于词赋诗韵。中年偏爱医道,刻意攻读,苦心孤诣。乾隆年间开始行医,精研岐黄,勤习理法方药,内妇各症,每获良效。对贫困者送诊给药,不取分文。手抄医书百余本,反复批注,指迷补正。早年宝山江湾地处江海之滨,灾害频仍,瘟疫不断,严重威胁百姓健康。蔡杏农深感民众疾苦,告诫子孙行医时勿忘平民百姓之难。自己则处处与病家方便,不仅坐堂行医,还时常携带药包,奔波于乡村阡陌,施医送药亦属常事,每获良效,于是名声四扬。

二世蔡半耕,亦绝意功名,随父侍诊,潜得默化,每遇疑难病症,辅反复推敲,细心琢磨,直至心领神会。对于历代名家的医著及民间验方,广为吸取。无论时病伤寒、经带痘疡,内外妇儿均有建树,尤擅妇科。

三世蔡炳,号枕泉,秉性聪慧,博览群书,犹自嫌学识短浅，四处寻师，以求进取。当时沪上名医世家，蔡炳均登门造访，虚心求教，博采众长，曾求学于上海青浦县重固镇何氏二十三代世医何书田。认为"既为三世医，当图良医实名"。从此医道更为精深渊博，技术日进，声誉益隆，于妇科方面的四诊辨治、经验药方更具特色。

生于道光六年（1826年）的蔡砚香，完全继承了蔡氏家学，精于妇科，文才医理，造诣湛深。

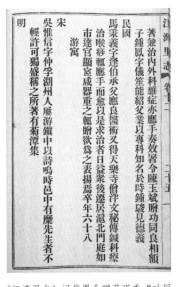

《江湾里志》关于蔡砚香的记载〉　　　《江湾里志》记载署令赠蔡砚香"功同良相"额〉

同治二年（1863年）的一个夏日傍晚，暑气渐消。蔡砚香送走这天最后一位病人，感到有些疲惫，喝一口参汤，来到书案前，下人早已在一方古砚上磨浓了墨汁，铺开宣纸，将一管上好的善琏羊毫递将上来。蔡砚香有个习惯，每天诊毕，都要写几个字，画几笔画，以此修心，尤以画荷绘莲为著，其匠心独具，并自号"爱莲居士"。此番提起笔来，却又放下，妻子唐氏（清封恭人，寿臻百岁，民国十年，大总统徐世昌亲笔金笺墨书"令德寿母"匾额，颁红紫授金质褒章，建百岁坊）这几日临盆在即，虽说是第二次怀胎，仍不免有些忧心。定了一下心神，想起当年和妻子在园中赏荷的光景，蔡砚香嘴角含笑，在纸上泼墨起来，俄顷，一幅清雅脱俗的荷花图已经完成，没等题诗落款，下人来报，宝山县令黄承暄到访。

"砚香兄，本县特来道喜！"没等出迎，这位黄县令已经大跨步进了书房，此人比蔡砚香略小两岁，二人常有往来。数年前，黄县令生了一场大病，形销骨立，却腹胀如斗，尿不得出，升不得堂，病榻缠绵。后有人举荐蔡砚香，只用三帖药，黄县令已病状全消，复二帖药，龙虎精神。当即奉蔡砚香为兄，引为知己好友。此事不胫而走，连太医署令陈文斌都知道此事，专程来江湾召见蔡砚香，二人畅谈盘桓数日，其间病家盈门，陈文斌见其内外诸科难症皆应手奏效，深许蔡砚香之医术，临走前送一匾额，上书"功同良相"四字，如今这匾额正高悬在明堂上。

"黄兄，何喜之有？"宾主落座上茶毕，蔡砚香不解问道。

"京城邸报到了，年初的春试，兄中癸亥科贡生，封中宪大夫，花翎同知衔。虽说是文职外官，并不在朝堂，可也

4

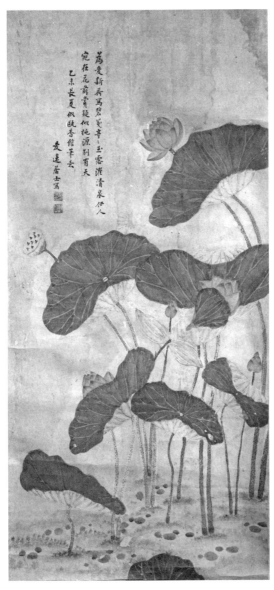

"爱莲居士"蔡兆芝所绘荷花图 ›

是四品官，八十两俸银，这岂不是一桩喜事！砚香兄，这般喜事，小弟要讨一杯水酒，还要——"黄县令快人快语，说罢，将一盏茶一饮而尽。

蔡砚香猛然省起，他参加春试也是受陈文斌力劝，说什么"图一个功名，可以造福一方桑梓，古有长沙太守坐堂，君何不试之"云云，说得蔡砚香心动。春试结束，因天天忙于应诊，就把此事淡忘了。想不到今天黄县令来访，送来这个讯息。

"多谢黄兄佳讯，你是空手不回的，改日一定略备薄酌，今日还想要什么，蔡某有便拿去！"蔡砚香打趣地说。话音刚落，黄知县便站起身来，指着书案上那幅墨迹淋漓的荷花图，"世人皆知砚香兄丹青一绝，素有蔡荷花雅称，兄之莲花栩栩如生，千金难得，如肯割爱，小弟要这一幅刚画成的，看得我心旷神怡，暑意全消！"

蔡砚香此时心境大好，乐得送个人情，见得这幅荷花图上尚有空处可以补白，遂提笔赋诗落款，黄知县捧了画作欣然告辞。几日后，蔡砚香双喜临门，继长子钟凤之后，妻子诞一男孩，蔡砚香见此孩骨骼清奇，酷肖乃父，心中暗喜，起名为钟骏，意指一匹良驹，将来可以凭医术驰骋天下。这就是以后的第五代传人，蔡小香。

二 蔡小香承父业声名鹊起

蔡小香的童年便与医书为伴，他甚至是读着父亲收藏的上百卷医书长大的，尚在弱冠之年，父亲书架上的著作便是

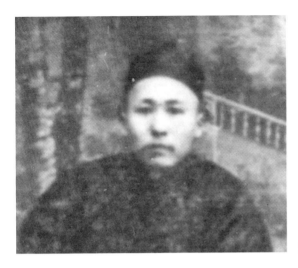

> 蔡小香

他的启蒙读物，如《种橘山房医论》、《妇科述要》、《女科秘笈》等。其后，蔡小香的诊所从江湾迁至上海的老闸桥堍。

当年的老闸桥，始建于明朝隆庆三年（1569年），为了对付日益猖獗的倭寇，上海筑起高高的城墙，城墙下的小东门、大东门等六扇城门，连接着日益兴旺的城内与萧索的城外。也在其时，著名的大明官吏海瑞，治理淤塞多年的吴淞江，在后来被称为福建路桥的区域建起一条阻挡东海大潮的堤坝。一百多年后的清康熙十一年（1672年），这条堤坝上，又建起一道三洞石闸，也是为了阻挡由东海、扬子江一路汹涌而来的大潮，"老闸"的叫法彼时诞生，随之，在今日南沿苏州河、北至天潼路、东依山西北路、西迄甘肃路的这一区域，一条长约500米的老闸街逐渐铺开，为了连接苏州河两岸的交通，一座木桥也应运而生。蔡小香的诊所便是设在此处，万福楼后街（今北京东路596弄17号）。

蔡小香医术高妙，渐渐声名鹊起，因其治效特显，常常日诊百人以上，许多病人从寅时就赶来在诊所门前排队，一直到戌时才结束。

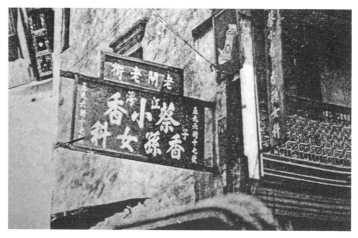

> 北京路蔡小香诊所

后人归纳蔡小香的医术特点是：一、气血乃生身之本，调经当理气为先；二、审证求因，肝脾肾为要；调理冲任，以通宣为用；三、血证崩漏，首辨阴阳；四、闭经瘕疾，尤分滞枯；五、带下为病，以别虚损湿热；六、治妊之要，宜清补平和；七、产后诸病，应扶虚消瘀；八、症瘕为患，须祛瘀痰郁滞；九、种子求嗣，宜育肾调经。

蔡氏女科在当时之名益以昌盛，盖因在学术上能宗古而不泥古，博采众长，融汇贯通。当时有医家评论：蔡氏医学集各家之长，补土取法李东垣，滋阴宗尚朱丹溪，善权衡病情轻重，急病求速效，久病标本兼治。用药各有宜忌，不轻用峻厉之品，每方用药不过十味，世有"蔡一帖，九加一"之称。据后人归纳，蔡氏对于妇科疾病的审察，总以气血为纵轴，贯以阴阳五行、脏腑经络、病机病因动态变化，来审证求因。妇科疾病反映在经带胎产诸方面，大多是气血失调所致。故调经治血当先理气，在治疗上主张"气以通为顺，血以调为补"，"调经宜先理气，益气所以补血"。抓住"通"与"调"、"理"与"补"的基本治则，就掌握了妇科调理气血的要领。

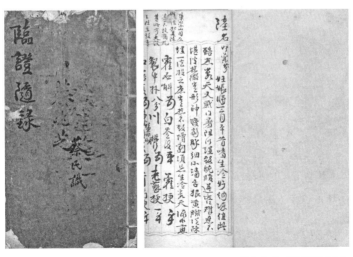

蔡小香著《临证随录》

9

1887 年，蔡小香娶妻海宁路上陈氏大家族的女儿。陈氏秉性仁厚，温婉贤淑，待人至诚，嫁到蔡家，待姑至孝，昏定晨省，虽婢仆不少，仍伺浴洗足，事必躬亲。后来蔡小香勇于为善，每年都要以余资周济贫困，陈氏均积极支持，从无闲言。陈氏为人深得下人爱戴，有一日，有三个男仆和轿工在厢房银柜行窃，正被陈氏撞见，下人胆战心惊，垂手伺立，陈氏并未震怒，却好言关怀说："你们少拿一些吧，有困难告诉我，我自然会资助你们，以后不要不告而取，先生归来，诸多不便。"众人感愧莫名，许久以后才被好事者传出，诚为佳话。

　　1888 年，陈氏诞生一子，起名章，字耀璋，他便是日后蔡氏妇科第六代，蔡香荪。蔡砚香大喜之余，绘《富贵白头图》一幅，画中牡丹盛放，白头鸟停在枝头，一派祥和之意，蔡砚香在画中题诗：花中富贵色弥鲜，红艳丰姿韵独妍，最是骚人闲赏处，举杯吟咏乐年年。

三　蔡小香结义李叔同

　　这一晃就到了 19 世纪的末年，1897 年，也就是光绪二十三年，外强入侵，内乱纷起，内忧外患，民不聊生。晚清风云变幻，大清国摇摇欲坠。这一年，西方发明了阿司匹林，中国的康有为已经第五次上书光绪帝，直陈变法维新。而蔡小香的名声如日中天，称为上海当时四大名医之一，但目睹中国之现状、百姓之苦难，蔡小香常常陷入沉思。

　　这一日，他的蔡家花园迎来了一位老友。

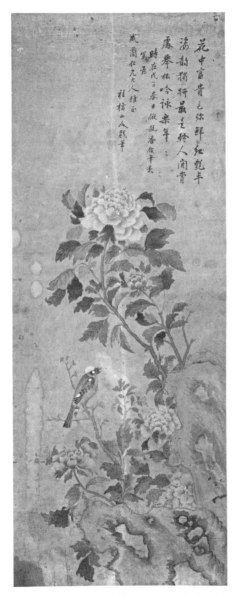

花中富贵色弥鲜红艳丰

海韵揩研最是轻人间贵

赓攀杕吟咏乐年二

時在戊子春日做趾香做筆去

寫為

戚蘭仁兄大人雅正

程楷山人戲筆

蔡砚香绘《富贵白头图》》

11

蔡家花园，位于江湾走马塘黄家桥到沽源路之间，与蔡家老宅相对而建，不足十亩，但亭台假山，小桥流水，曲径通幽，景色不俗。当年江湾私人名园有四座，此外还有叶家花园、甘家花园、庄家花园，以叶家花园面积最大（今为复旦大学附属肺科医院）。蔡小香其时已中光绪甲申黄科癀，有闲时常在花园流连，赏假山，观池鱼。

这位老友便是松江许幻园。

许幻园（1878—1929），诗人，小说家，思想新进，是上世纪二三十年代沪上新派诗文界的领袖人物之一。虽然蔡小香长了许幻园十几岁，双方却在诗词歌赋方面相互欣赏，引为莫逆。蔡小香酷喜收藏古砚，他的"集砚斋"藏砚逾百，许幻园闲时便来饮茶把玩。

其时，许幻园还是一个二十岁的年轻人，家中富足，才华出众。1897年春，他奉寄母命，在沪城之南建了一处草堂，称为城南草堂。那草堂边有一小浜缓缓流过，浜上跨有一座苔藓苍古的青龙桥，烟波十里，风帆往来，颇得林泉风景。

"钟骏兄，这番小弟是专程前来相请吾兄，城南草堂建有多日，谈笑有鸿儒，往来无白丁，兄为大家，医理一绝，又笃好金石书画诗文，近日无事，可否来草堂盘桓片刻，令小弟蓬荜生辉呢？"

蔡小香笑道："幻园贤弟抬爱，早就听说你这城南草堂主风雅之事，择日不如撞日，今日停诊一天，便随贤弟走一遭。"二人说罢，分别坐轿而去。

出了南门，不多时，那城南草堂已经到了。便见草堂前那一座青龙桥，桥畔的两棵大柳树有些年月，周遭小桥流水，车马声稀，颇有古风。

"好一处胜地。"蔡小香赞道。许幻园一一介绍，那城南草堂因地处南门外，因地而名。草堂屋后有左右楼，左为书画室，名曰天籁阁；右为藏书楼，所藏《红楼后梦》等八种，且有玉壶山人所作《红线》《红玉》《红拂》等"八红图"画幅八帧，悬于斯楼之壁。"这里鸡犬桑麻，又是一番世界。小弟性耽静僻，厌弃喧哗，在此庭植杂花，当盛开时，幽香满室，甚合我意啊。"

"如今国事飘零，贤弟是躲进小楼独善其身，难得这一个桃源，愚兄诊余，一定前来叨扰。"蔡小香道。自此，蔡小香便成了草堂常客，由此结识了宝山文人袁希濂（授孙中山大总统印的袁希洛之弟）、江阴书家张小楼（李公朴岳丈）二位好友。这袁、张二人，也是颇有名望，并非凡夫庸人。张小楼，又名张楠，江苏江阴人，长花卉，善山水，精书法。1900 年创办海上书画公会，任会长。早年在日本法科大学毕业，回国后，历任南京江南高等学堂、两江优级师范学堂教习。后来在民国初期开始从政，曾在北洋政府任国务院翻译官、外交部编译员，并被派驻朝鲜，任新义州领事，1923 年回国。1926 年重返上海，任上海铁路税务局局长。这袁希镰，上海宝山人，海上名人，名律师，与兄袁希洛、袁希涛号为"宝山三袁"。光绪丁酉（1897 年）肄业于上海龙门书院。后于 1904 年东渡，留学东京法政大学。1911 年返国，任天津法官。这些暂且不表。

某一日，众人雅聚草堂之中，推杯换盏，吟诗作对，好不尽兴。到高潮处，许幻园放下杯筷，提议道："今日能将诸位相邀至此，是幻园的莫大荣幸。不如我们就此成立一个文社，交流诗词歌赋、切磋文章，可好？"席间众人纷纷响应，当即加入者甚多。这个以交流诗词歌赋、切磋文章时评为内容的文学社团——城南文社，就此正式成立，社址就设在城南草堂。这次聚会也成为文社的第一次活动。

　　此后，城南文社每月会课一次，许幻园还出资悬赏征文，蔡小香、袁希濂等有空闲时便担任评官。这文墨寄兴的日子过得很快，转眼一年多过去了，已到了1899年。

　　这一日，蔡小香向许幻园提及，他看过几篇征文，有个作者频频投稿，谈国事，谈社会，谈文学，谈宗教，文字清奇，立意深远，诗词书法功力皆属上乘，这个作者名叫李文涛，也叫李叔同。"我也注意到了，这个作者相当有才学和造诣，一手字漂亮得很。"一旁的张小楼应声附和。许幻园听了，拿过这人的征文仔细读了，点点头，并不作声。

　　不几日，蔡小香又去城南文社，只见许幻园身边一位青年，穿一件西式呢料的灰色长衫，长身玉立，面目清朗。

　　"钟骏兄，我来介绍，这便是你慧眼识珠的那位才俊，天津来的李文涛，李叔同，我将他邀来草堂一叙，看看是怎样的人中龙凤。叔同，这是我说过的，沪上名医蔡小香，杏林圣手，妇科一绝。"许幻园忙不迭介绍起来。

　　"在下李叔同，在沪上久闻钟骏兄大名，今日一见，果然医者气度，器宇不凡。"李叔同深施一礼。蔡小香连忙还礼，对这位青年顿生好感。谈话时方知，这李叔同也是大有来历。

李叔同，出生于 1880 年，6 岁从学，13 岁始习训诂之学，攻各朝书法，以魏书为主，书名初闻于乡。15 岁读《左传》、《汉史精华录》等，诵有"人生犹似西山日，富贵终如草上霜"之句。1896 年秋，从天津名士赵幼梅学诗词，喜唐五代诗词，尤爱读王维诗。

戊戌光绪二十四年（1898 年），康有为、梁启超等人主持维新变法，一向关心国事、憧憬未来又极厌旧制度的李叔同，对这场变革感到很兴奋，积极宣传新说，并刻了一方"南海康梁是吾师"的印章，以示对变法的支持。不料，"戊戌政变"后，六君子殉难，康、梁逃亡海外，这场维新运动以失败告终。外界哄传李叔同是康、梁同党，为了避祸，他带着母亲、妻子，迁居上海，在法租界租了一套房子，安住下来。从此，李叔同以富家公子身份，与沪上名流交往。而城南文社中，多为和他同龄的文人墨客。

"康梁变法，喋血戊戌，中国大地万马齐喑，叔同因言避祸沪上总非长策，据我看，医不能救国，文亦不能，动荡不堪的年代，作为升斗小民，还是要寻找安身立命之道。"蔡小香听毕，颇有感触道。

在座诸人频频称是。

这以后，李叔同也成了草堂常客，他与许幻园、袁希濂、张小楼、蔡小香等意气相投、志趣契合，相见恨晚。于是，许幻园提出结金兰之谊，号称"天涯五友"。1900 年，许幻园让出城南草堂的一部分，邀李叔同全家迁入，从此草堂之中挂上了一块写有"李庐"的牌匾；忽一日，五人又相约去徐氏园小酌，余兴未阑，合拍了一张小照，并各作诗词以记其事，名之曰：天涯五友图。许幻园夫人宋梦仙在合影上为五位友人一一赋诗题咏。其时许、李、袁、蔡、张"天涯五友"，彼此诗文唱和，激扬文字，在沪上文坛传为佳话。

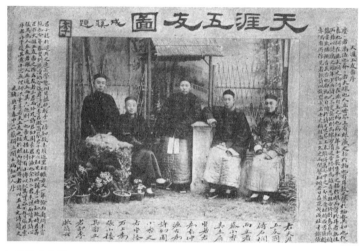

〉天涯五友图

　　因为妻子有疾，李叔同携妻子到蔡小香的诊所去过几次，亲眼见到蔡小香正襟危坐，把脉看苔的情形，诊室里里外外坐满了各色女子，燕瘦坏肥，老妪黄髫，蔡小香从容不迫，有问有答。李叔同当时少年心性，风流倜傥，文人的风雅发作，忍不住口占四首绝句《戏赠蔡小香》：

其一

眉间愁语烛边情，素手掺掺一握盈。

艳福者般真羡煞，佳人个个唤先生。

其二

云鬟蓬松粉薄施，看来西子捧心时。

自从一病恹恹后，瘦了春山几道眉。

其三

轻减腰围比柳姿，刘桢平视故迟迟。

佯羞半吐丁香舌，一段浓芳是口脂。

其四

愿将天上长生药，医尽人间短命花。

自是中郎精妙术，大名传遍沪江涯。

"钟骏兄莫怪，说句玩笑，前三首都是戏谑之诗，而世人皆知兄是药师佛，是柳下惠，绝非登徒子，这第四首确是小弟发自肺腑之作，香公医者父母，药到沉疴立消。"书毕，李叔同一躬到地。

蔡小香见了诗文，也不以为忤，哈哈一笑。他与李叔同年纪相差近二十岁，但他们之间的关系并没有年龄之隔阂。

1900年3月，"天涯五友"在上海福州路杨柳楼台旧址，联合发起成立"海上书画公会"，张小楼任会长。此事被上海文化界视为盛举。上海及江浙书画名家高邕之、胡郯卿、任预、汤伯迟、朱梦庐等纷纷入会。该会以"提倡风雅振兴文艺"为宗旨，定期组织会员品茗读画，相互交流。并由李叔同主持编辑《书画公会报》，前后出版四十余期，揭开了中国近代书画社团的新篇章。

其后不久，1901 年 5 月，《中外日报》刊出南洋公学增设特班的招生通告，李叔同以总分第十二名的成绩考入其中，在该年 9 月正式成为蔡元培的高足。李叔同入学特班后，许幻园纳粟出仕，袁希濂入广方言馆，张小楼赴扬州东文学堂之聘，蔡小香忙于医事。就这样，"天涯五友"各自忙于事业和学业，再也无暇专注于文艺，他们所主持的城南文社和海上书画公会也难以为继，于无形中逐渐解体了。

1914 年，二次革命失败，袁世凯称帝，这些层出不穷的社会变幻，导致许幻园家中的百万资财和家业荡然无存，许幻园赴京找袁世凯讨回公道之前，前来与已经赴日留学而归，正在上海主持南社《太平洋报》的李叔同告别。当晚，李叔同回了城南草堂，含泪写下了一首《送别》：

> 长亭外，古道边，芳草碧连天。
>
> 晚风拂柳笛声残，夕阳山外山。
>
> 天之涯，地之角，知交半零落。
>
> 人生难得是欢聚，唯有别离多。
>
> 长亭外，古道边，芳草碧连天。

问君此去几时还，来时莫徘徊。

天之涯，地之角，知交半零落。

一壶浊酒尽余欢，今宵别梦寒。

1918 年 8 月 19 日，李叔同出家剃度为僧，法名演音，号弘一。1927 年秋，入佛已经九年的李叔同——弘一法师，有北上探亲之意，转到上海，住在学生江湾丰子恺家，许幻园、袁希濂、张小楼闻讯往访，这个时候，"五友"之一的蔡小香，已经去世，四人相与叹息，于是重摄一影，李叔同题跋其上，以为纪念。第三年冬，李叔同前往厦门途中再到上海时，只见了袁希濂一人，此时许幻园已归道山，张小楼去了重庆。"天涯五友"已经各奔天涯。

弘一法师精通绘画、音乐、戏剧、书法、篆刻和诗词，为现代中国著名艺术家、教育家，中兴佛教南山律宗，为著名的佛教僧侣。1942 年 10 月 13 日，在福建泉州开元寺圆寂。

四 医学会与《医学报》

1904 年初，发生了一件让中国人十分愤怒的事，连一向不问政事，只是埋头行医的蔡小香都义愤填膺，他觉得，国运黯淡，就算是一介布衣，也一定要振臂一呼，扎扎实实地做些什么。

事件发生在美国，事关在美的华工。中国人移民美国，开始于 19 世纪 40 年代美国西部的淘金潮。正是这一浪潮把向来有下南洋传统的广东珠江三角洲的农民，裹挟到了一个完全陌生的土地。仅 1852 年一年，就有三万华工抵达旧金山。到 19 世纪 70 年代，在美华工已有十万之众。与举家移民、准备落地生根的欧洲劳工不同，来美的华人更多的是赚钱谋生、准备落叶归根的单身男性，而且，很多是通过劳工契约的形式来美国。对他们当中的大部分人来说，美国的"金山"只是暂时赚钱谋生的寄居地，而非落地生根的目的地，也就是说，他们还不是真正的移民。在美国，华工孤身一人，有了一些积蓄，便回家娶妻生子，置地盖房，成为所谓的金山客。当地民谣唱道："金山客，金山少，满屋金银绫罗绸。"华工所企盼的合法保护，直到 19 世纪 60 年代才姗姗来迟，史称《蒲安臣条约》（1868 年）——鸦片战争以来第一个具有对等内容的中外条约，它给予双方国民在移民、贸易、传教、办学、设领等一系列事务上对等的权利，而且促使美国承诺"不干涉中国内政"。

1882 年初，来自加州的国会议员再次提出《排华法》，规定"暂停"华工入境十年。这个臭名昭著的法律结束了华人自由移民美国的时代，开启了日趋严格的排华立法的先河，不仅禁止了未来十年的华工赴美，而且还剥夺了在美华人的入籍权。而 1888 年，美国又通过了新的排华法（《斯科特法》），竟然出尔反尔，宣布原先发出的劳工纸作废，致使近两万名持劳工纸的华人无法重新入境。

新排华法将禁止华工入美的十年期限无限延长，而且将禁限区域扩大到美国的海外属地。这一规定显然违反了

1884 年的《华工条约》，后者只是规定暂停华工赴美，十年为期。为此，在《华工条约》到期续约时，美国试图把其违反条约的国内法强加给中方，对此，中国新任驻美公使梁诚坚决反对，双方的续约草案南辕北辙，谈判陷入停滞。就在这时，伍廷芳曾经建议并预言的中国抵制美货运动爆发了。这既是近代中国民众抵制外货争取权益的第一次尝试，也是中国现代民族主义的第一次觉醒。

此时，已过不惑之年的蔡小香听许多病人说起此事，也从报章得悉许多原委，怒从心头起，便想召集医界人士声援受欺华工，遂联络李平书①、顾滨秋等医界名流三十余人，组织了医务总会，蔡小香被推荐为总董。但是，他总是觉得缺少一个精通中西医的具有卓越视野的领袖。一阵思索后，想起了一个人：周雪樵。

周雪樵，清末医家，字维翰。江苏常州人，久居苏州。精通医学，兼知西学。光绪二十八年（1902 年），周雪樵搬到了上海，在上海老城厢孔家弄开始行医。他看诊有固定的时间，每天上午 9 点到中午 12 点，雷打不动。他诊病的方法是，但凡治病的器具，如温度计、听诊器之类，都用西医的方法，而开方用药则是用中医的一套。如果有急诊或者中

---

① 李平书（1854—1927），出身于医学世家。光绪年间，先后署广东陵丰、新宁、遂溪知县；湖北武备学堂总稽查、提调；光绪二十九年（1903年）转任江南制造局提调，兼任中国通商银行总董、轮船招商局董事、江苏铁路公司董事。创立医学会，创设中西女子医学堂、南市上海医院（今上海市第二人民医院）等。

药效果不好的，也会开些西药来作辅助。随着周雪樵在1901年出版的《西史纲目》的广泛流传，他在上海行医的声誉日起，在医学界的地位与日俱增。

这一日中午过后，上海老城厢沉浸在一种安详的寂静中。一辆黄包车叮叮当当穿街过巷，最后停在了一个弄堂口，孔家弄。车夫说着"先生，孔家弄到了"，一位身着青色长衫、神色从容的男子下了车，给了车夫几个铜板，车夫道谢离去，这位男子走进巷去，看准了周雪樵的诊所，想了想，轻轻地敲下了门。他便是蔡小香。

周雪樵见到蔡小香，惊喜过望，急忙让坐看茶，寒暄一番，询问所来何事。蔡小香道明来意，恳请相助。

"维翰兄，十万在美华工已失所怙，沪上声援抵制美货日隆，我思来想去，学界有了团体声援，商界也有联合会声援，我们医学界也要联合起来，给在美华工有力支持，让政府去和美国人交涉，给美国更大的压力。兄台思维缜密，眼界跨越中西，卓越不凡，小香愿听高见。"蔡小香道。

"钟骏兄，我也有此意，不过在下看来，这看似是一次声援抵制，也是我们国人的救国图存运动，改革现状、谋求进步的改良思潮。在西学大量传入的情况下，国人开始反思自己的固有文化和检讨时弊，这种改良革新思潮反映到医学界，已经超越了纯理论式的讨论，而开始走向实践化。中医界也是如此，积弊良多，日渐乱象，医学界也正需要一次医学改良的机会。"周雪樵笑了笑，摆摆手，正色道。

一句话让蔡小香陷入沉思，周雪樵说的，正是医学界现状。"医学改良"论是针对当时中国医学和医界的种种弊端而提出的口号，当时医界把中国医学及医界的弊端统称为"腐败"。"腐败"是针对中国医学学术、医界积习和风气以及医事制度等方面。周雪樵是想通过"声援事件"，办一桩医学界"吐故纳新，铲除积弊"的事。

　　"那么，维翰兄的想法是？"蔡小香问。

　　"成立医学研究会，以改良医学，博采中外医理，发明新理新治法，集思广益为宗旨，改良医学，解释疑问，公布秘方、验方为主要义务。钟骏兄以为如何？这一番发起，一定要仰仗钟骏兄的襄助，以及身体力行啊！"

　　"维翰兄所见甚是，中国学术之所以落后，其实就是只在口头上学古人，只沿袭古人的糟粕，不领会古人的精华。保存国粹，是保存真正的精华。中医的缺点是不尚实学，唯恃权术，医家学识每况愈下，和迷信、巫术混杂一处，实足为医家之深耻。所以，还可以办一张报，熔铸中外，保存国粹，交换知识，可以叫《医学报》。"蔡小香建议道。

　　"是啊，是啊！我也早有此意，钟骏兄。我对中医二字是有自己看法的，所谓中字，即是中国，我之所以信中医者，就是因为爱国，唾弃本国医学，放眼全世界也没有这个道理。而所谓医，是指医学，学术与爱国是两回事，要发展本国学术，就必须兼精他国学术，而只有精通他国学术，才能保存本国国粹，所以才需要像钟骏兄所说，交换知识、熔铸中外。"周雪樵十分兴奋。

23

"维翰兄可有改革中医之良策？"蔡小香问道。

周雪樵喝了一口茶道："在下有治本二策，一是多派留学生分赴欧美日各国，学其最新之医学，学成而归，以为改革之先导。二是多设医学堂，必中学卒业生始准入学，毕业给证书，方准行医。其次是治标的过渡办法，一是先改形式再改精神，西医病有诊病的器具，有治病的器具，所以应该在各地医学会中，先建立一个陈列所，但凡西医有的器具，都陈列其中，标明价值，方便医家购办。同时要创办传习所，介绍和传授各种医疗器具的用法，这样只要数月之后，中医的形式就可以先行改良了。二是先沟通而后判其优劣，将中西医的优劣之处一一比较，只要大家平心讨论，那么久而久之，所有医家都会择善而从了。"

蔡小香点头称善："中国历代医书浩如烟海，各有所长，但要一一精通绝非易事，而汇萃精华更是不易，如果没有合适的医学史教科书，就无法继承数千年来的优秀成果；而中医各自开各自的方子，各自传授自己的医术，至今对病症没有统一的结论，根本谈不上团结协作。要解决这个问题，就是建立全国性的医学团体，创办全国性的医学杂志，其目的便是推动医界团结，促进医学改良。"

两人越说越是投机，相谈甚欢，将自己所想所感都一吐为快。等到蔡小香离开时，已经夕阳西下近黄昏。

1904年5月，周雪樵在上海发起成立医学研究会，同年在蔡小香资助下，创办《医学报》，1906年6月，他与蔡小香、暂居上海的何廉臣、张之洞的幕僚李平书、名医陈

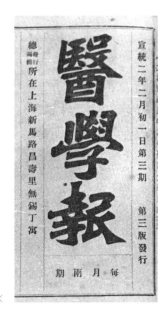

医学报〈

莲舫①等，创办了中国最早的全国性中医团体——上海医务总会，后又于1907年创办中国医学会。以改良医学，博采中外医理，发明新理新治法，集思广益为宗旨，以改良医学，解释疑问，公布秘方、验方为主要义务。研究内容涉及卫生学、生理学、解剖学、病理学、诊断学、方药学及有关理化、动植物等学科。凡有志医学者，不论已未行医，均可入会。在周雪樵的主持之下，中国医学会会员最多时

---

① 陈莲舫（1837—1914），清末医家。名秉钧，又号乐余老人，青浦陈氏十九世医。早年随祖父陈涛侍诊，得其传而过之。光绪二十六年（1900年）悬壶上海北海路，求治者门庭若市。翌年应聘赴湖北为两广总督张之洞治病，逢张之幕僚李平书，与之结为莫逆交。

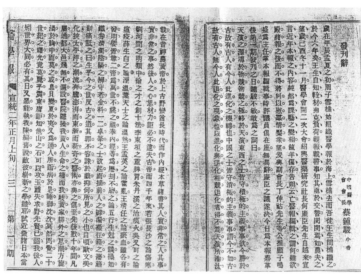

〈 蔡小香在《医学报》的发刊辞

达到三百余人，曾接连召开全体大会三次，当时江浙一带的名医大多出席了会议。而《医学报》为中国医学会的会刊。6月14日，召开第一次议董会，公举李平书、陈莲舫、黄春圃、余伯陶、蔡小香五人为会董，负责筹集经费，主持会中事务。

据记载，中国医学会属于近代我国最早的全国性医学团体，而《医学报》也是最早的医学期刊。这个当时曾呈报清廷当局备过案，批文曾经刊载于乙酉（宣统元年，1909年）三月上海医学研究所发行之《上海医报》第二期，第十页，也是中医界的一项宝贵文献资料。

26

《医学报》最初一切编辑方略，皆由周雪樵草创，前后屡经磨难，辗转维持近八年。而蔡小香参与了《医学报》的创办，这也是中国人在近代创办的最早的中医报刊。他在期刊上发表《西洋参是美货》、《研究代用西洋参》等文，主张研究洋药，提倡国产药品。

　　至于"援助华工，抵制美货"事件，1905年5月，上海总商会通电全国二十一个通商口岸，号召抵制美货，促使美国以公平的条件订立新约。依靠新生的民族主义热情，以商人和学生为主体的抵制美货运动持续了数月之久，这对美国无疑是一个警告。美国对华出口从1905年的4400万美元，降至1907年的2600万美元。新近负责《排华法》执行的美国商务劳工部，不得不软化其执法时的力度和尺度，提出了新的执法原则，宣称，现在是对排华法进行全面评估，加以修正，以消除其中非正义和严酷内容的时候了。

　　1906年夏，周氏受山西方面之邀，赴晋订约，欲任该省医学教习，而拟将《医学报》停刊。因该报当时已影响全国，颇得医界推崇，一时各地名医纷纷投书挽留，周为众情所感，留沪继续出刊。1907年8月，当《医学报》出至第74期之后，一方面山西一再敦请，另一方面周雪樵日益感觉要实现自己理想，需要更多的财力支持，终于答应北上任事，在太原遥领笔政。但因关山阻隔，通邮不便，以致报刊常常愆期。再加周雪樵在山西医学馆事务繁剧，往往顾此失彼，不得已只能在当年岁末停刊。是年年末，他趁着返沪过年的机会，与上海医学界的诸位友朋商议如何解决《医学报》的问题，此时，蔡小香决议出资续办，由其弟子王问樵接办，所以自1908年2月起，《医学报》由王问樵主编，不过当时一切笔墨等事，仍由周雪樵在晋遥领。

《医学报》87期后，另一位中医史上重要的人物——无锡人丁福保也开始参与《医学报》的编纂工作。

丁福保（1874—1952），近代藏书家、书目专家。江苏无锡人，肄业于江阴南菁书院，次年考取秀才，后随华蘅芳学数学，编撰了《算学书目提要》。又鉴于身体多病，改习医学，创办丁氏医院、医学书局，先后编译出版了近80种国内外医学图书，合称《丁氏医学丛书》。

《医学报》内容大致包括论说、译编、笔记、医案、讲义、问答、书札、会友题名录、启事、广告等，周雪樵在其中发表了大量的论说和译著，同时其《映溪草堂医学笔记》和《雪樵医案》一直在其中连载。由于《医学报》在当时医学界乃至整个知识界声誉卓著，直到民国以后很长一段时间，大部分医学刊物都受到了《医学报》的影响，编纂方式和编纂理念也基本延续了由周雪樵确定的一套体系。

那时期，报刊中谈论医事并不用中医西医的冠名，内容多是中西兼论。当时所谓的西医界，所指是外国医师的团体，而在外国教会医校毕业的西医也可加入中医发起的医学会。医学会内部并不强分中西门户，因为医学会的宗旨是博采各种医理，改良医学。中国医学会在其章程中明确说："研究中西医药学，交换知识，振兴医学。"引进西医的目的体现了改良主义的主张。

1907 年春天，蔡小香在大家的一致推崇下，成为中国医学会第二任会长，丁福保、何廉臣、王问樵为副会长，《医学报》由王问樵主编。

1909 年，中国医学会发生了一次内部纠纷，分为两派，一派是副会长丁福保支持其弟子发表了以日本的医事政策为先进榜样、攻击中医的文章，而蔡小香和另一个副会长王问樵向社会征文反驳，把辩论上升至政治、伦理高度，用意基本采取的是张之洞的倡议"中学为体，西学为用"。即使辩论的言辞十分激烈，但是，其中并没有攻击西医的文字。所以，后人评价，"中国医学会"亦是中国历史上最早以中西医师携手并进的全国医界群体组织。

《医学报》一直出版了 154 期，于 1910 年上半年停刊，之后，蔡小香与就职于上海中英大药房的西医博士唐乃安和两江内科优等医士李干卿集资续办该刊，更名为《医学公报》，于 1910 年 11 月 16 日出版第一期，每月朔望两期。当年，中国医学会在沪召开第二次大会时，蔡小香在《医学公报》改版发刊辞中号召中医界："在当今我国新旧交替之际，诚宜淬砺精神、冒险进取，纳西方之鸿宝，保东国之粹言，讵能固步自封，漠然置之耶。"并宣布办报宗旨"医报负振聋发聩之责，导以智烛，警以晨钟……"，对于东西方医学，他力陈"沟而通之，合而铸之"，积极主张中西合一，吸收外来先进医学，补我不足。提出了中西医学相结合的远见卓识。

其时，蔡小香最先意识到废止中医的危险，早在上海医务总会时，蔡小香就提出"中医凌夷衰败亟应整顿，外医风樯阵马极应抵制"，即以整顿和改良中医，抵制西医冲击为宗旨。以研究中西医术为宗旨，议决编辑中医教科书，开办医科学校，筹设医院，兴办卫生事宜。

"不惮举蚊蚋负山之力，效杜鹃泣血之呼，揭中西之妙谛，供社会之研求"，为"东方医界放一线之光明"，通过中医与西医的介绍，为"中华医界振旧日之精神，补未完之缺点，雪东亚病夫之辱，泯黄人脆弱之讥，俾轩皇子孙不致归天演之淘汰而独让西方白人扬眉吐气于五大洲也"，蔡小香在社评的最后如是说。

《医学公报》的"简章"共 11 条，分别为：顾名义、存宗旨、定方针、慎诊断、破陋习、纪神效、重人格、征伟论、纠偏驳、考心得、结团体。其宗旨为"务使人人有良医之程度"，其方针为"宜衷诸圣、《内经》、《本草经》、《金匮》、《伤寒论》，无异儒家之四书五经。读其书者当知若为菁华，若为糟粕，取其专长，去其庞杂，融会贯通，左右逢源，宋元诸家之得失不辨自明"。并提出了"其事则至公无私，发论则大公无我，绍先圣先贤之绝学而不蹈中西畛域之缪见"。同时，又认为"今日之势，徐归大同，是以国别东西，而学无界说。苟能取彼之长，弥兹缺憾，以我纯正纠其偏驳，溶化沟通，冶于一炉，则中西医学庶几渐臻于统一之景象，而世界之上人人具有普通医学之智识"。明确了该报以中医为主，并论西医，在普及医学知识的同时，兼以提高。

中国医学会和《医学公报》的创立与发展，实为近代上海地区医界学术团体肇始，在团结中西医界人士，开展中西学术交流，促进医学教育改革等方面发挥了表率作用。又为推动近代中医变革、维护中医合法地位、争取中医生存权利等方面起到了中流砥柱的作用。

1910 年，蔡小香又主持创办了《上海医学杂志》，为振兴发展中医而高声呐喊。同时又成立"中医药学会"，以研究中药与临床结合为宗旨。看到当时的医学卫生领域被外国人左右，无权自主，蔡小香痛心疾首，毅然斥资创办中国医院，以争取租界华人卫生之自主，时任江苏巡抚程德全嘉其"勇于为善"，又加礼延聘蔡小香为院长。这是在上海创办的第一家中医院。

继蔡小香成立中国医学会之后，1915 年 2 月 5 日，伍连德、颜福庆、刁信德、俞凤宾、许世芳、古恩康、丁福保等21 人在上海集会，宣告中华医学会成立。

五　蔡小香开风气创办学堂

历史总是在平行线上发生。

在蔡小香就任中国医学会会长的 1907 年的冬天，他做了一件意想不到的事情。他在虹口区老三官堂里（今提篮桥附近）开设了一个慈善施诊所，延请沪上各科医生免费为穷苦百姓看病。一时间，消息不胫而走，引车卖浆、街头乞丐都找上门来，内外妇儿，衣衫褴褛、食不果腹者排成长队，每天都有上百人，蔡小香除了给予医治，还赠与食物充饥。

这一日，蔡小香正闲坐慈善施诊所内庭，手持一册《傅青主女科》，漫不经心地翻阅，心里惦记着正在前厅的问诊。此时门房来报，有一军爷求见。蔡小香一怔：有请。

来人风尘仆仆，是时任黑龙江齐齐哈尔都统、黑龙江将军程德全的心腹孙参领。落座让茶，一番寒暄之后，孙参领从怀中取出一封信笺，上书"蔡小香公敬启"，落款"苏州程德全"。蔡小香眉头一皱，不知这位将军又有何事。

蔡小香与程德全并不陌生，曾为其夫人与母亲数次治病，手到病除，深得程家老小感恩。程德全，江苏省苏州府吴县人。光绪二十四年（1898年）赴黑龙江入副都统寿山幕僚。光绪二十六年（1900年）沙俄入侵东北，受命赴前敌督队，积极筹战。光绪二十九年（1903年）冬，沙俄拖延在东北撤军，日俄战争正在酝酿中。清廷急需能员赴东北。但这时清廷在东北传统的统治基础已经瓦解，危机来临，乏人可用，不得不有所改变。慈禧在京召见程德全，垂询黑龙江事务，程的回答让慈禧很满意，被擢升为道员，翌日又加副都统衔，署理齐齐哈尔副都统。副都统是带兵官，对程德全的任命，既是越级提拔，又打破了东北不用汉人的惯例。据说，慈禧在任命之前，招待外宾，俄公使夫人在慈禧面前也盛赞程德全，促成了慈禧对程的破格提拔。光绪三十一年（1905年），清廷任命程德全署理黑龙江将军，全权处理全省军政事务。光绪三十三年（1907年）初，清廷将东北改为行省，以袁世凯官僚集团的徐世昌为总督，程受到袁世凯官僚集团的排挤，一再称病奏请开缺。

信中，程德全直言，据宫廷内报，慈禧已经患疾数月，太医院诊治多日不见好转，黔驴技穷，于是朝廷下旨广招海内名医，为太后治病。大臣们纷至民间，遍寻江湖名医，程德全感太后知遇之恩，遂命心腹从东北赶来上海，书信表明心迹，希望蔡小香北上赴京，为太后诊治。

蔡小香读罢，手背在身后，踱了几步道："孙参领远来辛苦，今夜在寒舍歇息，明日在下回函一封，请将军复呈程将军。"

安顿好孙参领，蔡小香便回了江湾。与儿子香荪、妻子陈氏说起此事，香荪便问道："父亲如何打算？"

此时，蔡小香已坐定在书桌边上，说道："清廷腐败统治，割地赔款，丧权辱国，误国殃民，乃吾所恶。尤以西后专横跋扈，喜怒无常，古语有云：伴君如伴虎。朝中乃虎穴之地，稍有差池，人头落地。今吾悬壶沪上，既可为民众解除疾苦，又衣食无忧，夫复何求?!"

蔡香荪点头道："父亲大人说的极是。"

夫人已在一旁磨墨，微笑道："一切听老爷的。"于是，蔡小香铺好宣纸，拿起一支小楷羊毫笔，便以回信婉拒，大意如下：自上回沪上相聚，已阔别多日，小香每日忙于诊务，今收到将军来信，信中所提之事，已与家中商议，蒙将军抬爱，感激涕零。鄙人祖上世代为医，始祖蔡杏农，素有济世利民之愿，子孙后代均依此奉行，余愿终身为一布衣，不入朝堂，别无他求。今辜负将军厚爱，还望恕罪云云。

次日，蔡小香打发走了孙参领，数日以后，程德全看到回信，点点头，不再提起。大半年后，1908年11月，慈禧太后病重归天。至于这位程德全将军，宣统二年（1910年）调任江苏巡抚，1911年，武昌起义爆发，11月5日，新军入城，推程德全为苏军都督，程成了第一位反清参加革命的清朝封疆大吏。1912年，南京临时政府成立后，程被孙中山任命为内务部总长，曾经与章太炎等先后组织中华民国联合会、统一党、共和党等，后辞职隐退，闭门诵经。1926年受戒于常州天宁寺，法名寂照。今苏州城外寒山寺，有"古寒山寺"四个大字为其墨迹。此处按下不表。

自此，蔡小香继续在沪上忙于为百姓治病解忧。后来，有亲朋好友得知此事，认为此机会难得，贸然放弃，太过惋惜，也有钦佩他不慕虚荣、不阿权贵的崇高品质，这是"仁者见仁，智者见智"的事情，各人有各人的不同见解与人生选择。蔡小香幼承庭训，淡泊名利，服务民众，是他价值观的体现，与其家庭背景及教育颇为有关。

根据宝山县志记载：小香公事亲至孝，不忘祖先，更置地于大场，营建祖茔，地是从多家购买而来，留有坟冢不少，每逢清明扫墓，香烟缭绕，纸灰飞扬，此起彼伏，俨如公墓义地。有亲朋认为这于理不合，按常规，土地既然已经出售，原有的棺椁也应当即移去，建议敦促各原主将墓迁离。蔡小香说道："余建祖茔，以冀使先人得一乐土，今却使他人掘地迁坟，尸骨不安，于心何忍，非我等所为也，已所不欲，勿施于人。"最终没有采纳各亲朋的好心建议，墓地自始至终也没有设篱笆围住，随意让穷苦百姓耕种，却从来不收租金。当时有沪上洋商，在郊区购地建厂，看中了蔡小香所买的那几块墓地，于是开出高价予以租赁，被蔡小香一口拒绝，义正词严道：建厂需迁人祖坟，虽富不仁。

其实，蔡小香不愿北上进京，还有一个非常重要的原因，那段时间，他除了诊病，还有一个心愿要完成，那就是后来方圆百里路人皆知的"蔡氏学堂"。

晚清末年，沪郊城镇，基本没有学校，学龄儿童，大都就读私塾，不免见闻比较狭隘。在甲午、戊戌之后，改良思想的倾向，酝酿已久。清廷迫于全国舆论，下诏兴学。这一点，倒是合了蔡小香的心思。

蔡小香素有办学图强的宏愿，当时蔡家正在蔡氏花园内兴建家祠，为了早点筹办新学，他督促工程提前完成，于光绪三十年春（1904年），斥私资在家祠中创办了"蔡氏学堂"，开了江湾私人办学风气之先。

其时，江湾教育源远流长，官学、私塾、义塾、书院在明清时期已有发展。明代，江湾宿儒在保宁寺大殿后创办江湾书院，清初已废。清顺治年间（1644—1661年），嘉定知县查逢盛在书院遗址倡建文昌阁，阁下称式化堂，作为饮射、读法之地，仍不失书院之意。后任知县陆清献踵行其事于式化堂，仍复有江湾镇书院的名称。明嘉靖十三年（1534年），李资坤就任嘉定知县，李"建学崇文"，"本古人大学

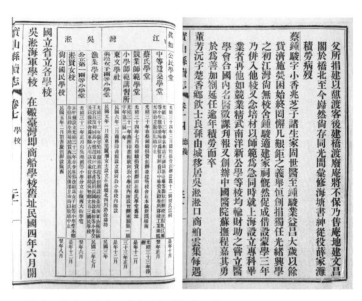

>《宝山县续志》中关于蔡小香办学校的记载

小学相成之意"，先后在全县 16 个镇各建立小学一所。嘉靖十五年，李亲至江湾勘踏、筹措，在保宁寺西边建造曲江小学。建成时"观者如堵"。嘉靖二十三年，倭寇入侵，学校遭破坏。清末，镇上办有崇善堂义学、西江两等小学堂、虬江两等小学堂、虬江国民学校、中等蚕桑学堂、东江初等小学堂、竞业学堂、爱育女校等。如今，又添上了蔡小香的蔡氏学堂。

新学虽然兴起，但当时一般民众由于受数千年封建思想的影响，墨守陈规，守旧固执，家长们大多持观望态度，在蔡氏学堂就学的儿童，寥寥无几。蔡小香见此状况，在诊务

36

之余，专门抽出固定时间到江湾，借助畅园茶馆之地，举行公众演讲，对于国势的艰难险危，国民应尽的责任，特别是教育方面的亟待革新，作了详细的分析。言辞恳切，语意通俗，老妇人听了也能理解。一位名闻遐迩的妇科儒医，又是所谓知书达理的秀才相公，居然到茶馆里当众演说，这在当时的封建社会中被认为有伤大雅，不成体统，遭到当时一些上流士绅的非议。而且一开始，也确实是有言者谆谆，听者邈邈之感。但小香公力排众议，坚持不懈，历时稍久，果然得到了预期的效果，家长们纷纷送子女入学，过去鄙视先生这种不为旧礼教束缚的大胆行为的人，至此也深感敬佩起来。

蔡小香在办学时又感到办小学并不容易，而师资的培养又是艰难及紧迫的任务，因此他同时在上海设立专科训练班，以培养师资，当时毕业的人不少，为蔡氏学堂提供了适宜的师资。除此之外，他还对精武、南洋、新公学等学堂的创立给予了金钱及师资上的慷慨捐助。光绪三十三年（1907年）秋，蔡小香又复办竞业师范学堂，希望能源源不断地培养师资，以帮助发展小学。

光绪三十五年（1909年），上述学堂并入中国医学会附设医学堂。蔡小香举办医学讲习所，造就中医人才，并提高理论实践水平，这实际上就是中医专门学校的雏形。蔡小香的办学实践对清末民初中西医界的影响颇大，其兴学救国的热忱，为后世所称颂。

进入20世纪，中国近代的历史也进入转折的交点，由资产阶级维新改良运动，发展到资产阶级革命运动，最终导致清朝封建社会制度瓦解。

在这一时期，许多学贯中西的学者，通过大量的译著和出版刊物，介绍近代西医学知识，对促进中医了解西医具有重要影响，并开始动摇了中医学数千年来在中国的主体和主导地位，此时，许多中医界人士开始面对现实，积极从事"中西医汇通"工作，他们力图证明中西医理是相同相通的。虽然他们亦承认中医有其短处或弊端，不排斥西医，更有对中医的批评，但并没有放弃中医的独立地位而完全依从西医，可以说是清末民初中医界比较流行的思潮。其中的代表人物就有周雪樵、蔡小香、何廉臣等人。

1911 年夏天，湘、鄂、粤、川等省爆发保路运动，运动在四川省尤其激烈。9 月 25 日，荣县独立，成为全中国第一个脱离清王朝的政权。10 月 10 日晚，新军工程第八营的革命党人打响了武昌起义的第一枪。起义军掌控武汉三镇后，湖北军政府成立，黎元洪被推举为都督，改国号为中华民国。武昌起义胜利后的短短两个月内，湖南、广东等十五个省纷纷宣布脱离清政府宣布独立。1912 年 2 月 12 日，清帝发布退位诏书。至此，2132 年的帝制历史告终结。

之后的北洋政府，以中西医"致难兼采"为由，将中医药完全排斥在医学教育系统之外，这次事件被称为"教育系统漏列中医案"。消息传出，各地舆论反响激烈。扬州中西医学研究会创始人袁桂生率先发言抗争，对教育部删中医科目的做法表示"是可忍，孰不可忍"，自此拉开了中西医第一次论争的序幕。

蔡小香，也于这一年去世。清朝覆亡，民国肇建，他经历和见证了一个王朝的末日和一种制度的新生。一场是否废止中医的大论争也随着时代的波诡云谲，渐升渐起。

附：蔡小香学术观点

一

蔡氏认为：带下之因，一因胃中湿热与痰浊流注于带脉，溢于膀胱。二因气虚脾精不能上升而下陷，或风寒客于胞门，中经络，传脏腑，五脏损伤而下之。总须辨清湿热、虚损，大抵以湿热居多。治则总要健脾燥湿、升提胃气，佐以利湿、补涩之品，如白术、茯苓、川芎、柴胡、莲须、续断、车前、黄柏之类。又谓："如带下色如浓泔臭秽者，湿热甚也，宜二术芩柏半夏车前，佐以升提。若带下如鸡子白状，脾肾虚也，必脾肾双补，宜归脾八味。若赤白带下，是脾虚也，盖肝气郁则脾受伤，脾伤则湿胜，湿胜则风木郁于地中矣，宜开提肝气，助补脾元，如补中益气汤加茯苓、枣仁、山药、苍术、黄柏、麦冬等。若为带，多因心火时炽不已，久而阴血渐虚，中气渐损而赤矣，必养心和肝缓中，凉和血清气之品。若赤带久不止，必血虚矣，宜胶艾四物加麦冬、杏仁、牡蛎。老年白带日久不止，皆气多血少虚寒矣，宜投鹿角胶温涩之品。"

二

蔡氏有言："少阴脉动甚者有子，两精相合，结而成胎。手少阴为心，心主血；足少阴为肾，肾藏精也。结胎之后，专恃母血，血恶燥，是以胎前无热药。故凡用药必以安胎为主，宜清不宜泻，宜补不宜攻，宜凉不宜热，宜和不宜克，乃治妊之要。如房事过度，惊恐劳役，醇酒辛辣，金针火灸皆在所禁，至于汗吐下三法，及利小便，均无可妄施。"

三

蔡氏又谓："血以养胎，宜聚而不宜散。"故产前安胎当清热养血为主。古人以白术、黄芩为安胎圣药。缘白术健脾资源，气血充实则可保十月分娩，母子无恙。黄芩清热，因炎能消物，清热则令血能循经而不妄行，所以养胎也。而养胎之法，最宜调和饮食，当清淡润和，而常得清纯和平之气以养其胎，忌辛酸煎炒肥甘生冷之物。若将理失宜，不知禁口，以伤其脏气，血气筋骨失其所养，胎则易堕，子亦多疾。

四

蔡氏辈云："妇人产后，古人以先固气血，盖新产之后，气血大虚，非补不能平复，故戒劳动，节饮食，少言语，迟梳头，禁暴怒。不论何病，皆宜调养气血，然后加对症药。中伤食只宜健脾，不宜消克；伤寒只宜和解，不宜汗下；中风宜养血，不宜用风药；即有寒热诸症，皆因脾胃虚损之故，内真寒而外假热也。但补血不用黏腻之品。方用八珍、六君、归脾、补中益气等，加姜桂最当。盖百骸皆资养于脾，脾旺自然摄血也。"又云："产后气血暴虚，理当大补，但恶露未尽，腹痛未除，纯补恐致滞血，当去瘀参扶虚。大抵新产之妇，先问恶露如何，块痛未除不可遽补；腹痛若止，补中益气无疑。"俗称：胎前脉贵实，产后脉贵虚，产后宜温；胎前则顺气安胎，产后则扶虚消瘀，是为要也。大凡产后用药不宜轻投凉剂，因气血空虚，用凉恐生脏寒。若无偏寒之症，也不宜过于辛热，理应和平调治，方为合度。

✎ 第二章 ✎

一 蔡香荪铁血同盟会

　　蔡小香去世的那一年，蔡香荪 25 岁，已随父亲在老闸万福楼后街（今北京东路 596 弄 17 号）坐堂应诊多年，早已独当一面，颇受四方病家赞誉。父亲去世，蔡香荪不得不过早继承祖业，成为蔡氏妇科第六代传人，担起一家之主的重任。他遵循祖训，全面继承了父亲的事业和精神，又集各家之长而灵活运用。治急病单刀直入，务求速效；慢病久病则标本兼顾，不求立愈；处方简要精审，故医道日精，使蔡氏妇科盛况不衰，声名远扬。

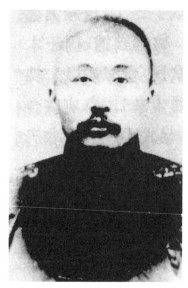

〈 蔡香荪

蔡香荪，名章，字耀璋，生于 1888 年。刚一出世，蔡小香就以接班人的要求培养他，年少时期，除专门聘请有学问的老先生前来家中讲学外，还经常带着他到医馆坐堂，亲自传授医术。蔡香荪从小跟随父亲左右，耳闻目染，深感病家之苦，学习更是勤奋精进，少有懈怠，尚未弱冠就已能独立应对病家。

19 世纪初，西风东渐，西方传教士在中国开办医学堂及西医院，以宣扬西医学。1907 年，一位名叫里希宝隆的德国医生，在今凤阳路 23 号至 25 号的三幢西式楼房内，创办了同济德文医学堂，其名同济，意为合作共济，旨在运用西方医学与传统中医学共同治病救人。这同济德文医学堂便是现今同济大学的前身，也是同济医学专业的开端，1924 年改名为"同济医工大学"，1927 年命名为"国立同济大学"。

当时蔡小香闻知此事，十分兴奋，他一贯主张中西汇通的思想，于是便把尚未弱冠的儿子蔡香荪送往同济德文医学堂学习，成为其第一期肄业学员。蔡香荪所接受的教育，正是师带徒传承与学校教育相结合的模式，中西融合，对中西医学的态度是平等的，仅以疗效评判，没有武断与偏见。这对蔡香荪将来的行医起到了重要的思想启蒙，若干年后，蔡香荪曾在信谊化学制药厂所办的《医学导报》中题词：医不分中西，能治病便是良医；药不分中西，能奏效便为良药。

同济德文医学堂对蔡香荪来说，除了医学理念的树立，更要紧的是，在就学期间，他结识了一些志同道合的朋友，他那充满传奇色彩的人生就此揭开。

这些朋友，有个共同的名字，叫"中国同盟会会员"。

1905年8月20日，在东京赤坂区头山满提供的民宅二楼榻榻米房，中国同盟会成立，孙中山被推举为总理，黄兴等任庶务；会上通过了孙中山起草的《同盟会宣言》，同盟会确认其政纲为孙中山提出的"驱除鞑虏，恢复中华，创立民国，平均地权"十六字纲领。1907年以后，孙中山、黄兴集中全力在华南地区组织武装起义，东京同盟会总部日趋涣散，而长江中下游各省革命形势却日臻成熟，部分会员感到应加强长江中下游地区革命的组织领导，宋教仁提出要成立一个专主长江流域的革命机关，决议组织中部同盟会作为策动机关，总机关设于上海。

蔡香荪在1907年前后就接触了同盟会思想，他虽然没有亲眼看见孙中山在东京麴町区富士见楼的演讲，但他的好友蒋百器曾向他多次描述那日盛况："虽正值暑假期间，但到会者竟达一千八百余人。后到者进不去，伫立街边仰望楼上者，有六七百人之多。孙中山穿洁白的西装从容步入会场，满场鼓掌。孙先生说，现在中国要由我们四万万国民兴起，今天我们是最先兴起的一天，从今后要用尽我们的力量，提起这件改革的事情来，我们放下精神说要中国兴，中国断乎没有不兴的道理。孙先生呼吁抛弃君主制，择地球上最文明的政治法律来救中国，把中国建成一个20世纪头等的共和国。"

蔡香荪听了热血沸腾，在蒋百器的引荐下，他也加入了中国同盟会在上海的中部组织，他家的蔡家花园也经常成为同盟会联络之所。因在同济德文医学堂学过化学，对化学产生了浓厚的兴趣，蔡香荪便自告奋勇向组织提出，研制"土炸弹"，他希望，他研发的"土炸弹"可以成为同盟会暗杀小组的一件利器。其时，清末的革命志士，都有一种先秦刺客专诸、荆轲的风格，他们认为通过刺杀清朝的亲王、官吏、将军，可以重创清廷，推动革命。同盟会笔杆子、国学大师章太炎，对这种"新武精神"的解释，将民权新思想和无学祖元之禅道结合一处，鼓励华夏男儿重义轻生、视死如归："天下乱也，义士则狙击人主，其他藉交报仇，为国民发愤，有为鸥枭于百姓者，则利剑刺之，可以得志。"其义是，天下大乱，一个义士为了国家民族大义，可以刺杀他的主人。这正是现代大侠的品格。蔡香荪也受此风气影响，非常认同"我们必须成立一个暗杀团，集中力量扫除革命的绊脚石"这样的思想。

　　这日夜晚，在近郊一个破旧的平房里，蔡香荪和几个同盟会会员在灯火下研制着一枚"土炸弹"，雷管、奶粉罐头、火药、铁锤、铁钳等工具摊开了一桌。

　　"香荪兄，我们同盟会，广东有喻培伦，上海有蔡香荪，都是炸弹专家，这一枚丢出去，连道台衙门的屋顶都要掀翻了。"一个同盟会会员笑道。

　　"这种用奶粉罐头制造的简易的新炸弹还在试验中，并不稳定，威力应该不会那么大，但是一缘既绝，万念俱消，

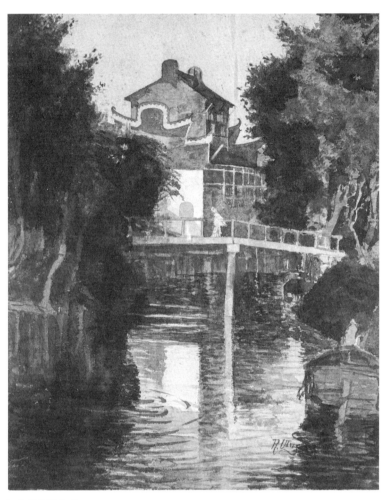

> 蔡家花园油画

革命者自可潇洒赴死，轻去就而齐死生。不过，我们在此研制武器，还要小心行事，切勿——"蔡香荪话音未落，突然察觉手中炸弹的异样，大叫一声，把炸弹丢出窗外，同时把身边两个伙伴一同压在身下，只听轰地一声巨响，屋墙震塌了半边。

蔡香荪被气浪震晕了，须臾醒时，他发现两个伙伴在他耳边呼叫，而他并不能听得真切，只是隐约听见"快跑，清兵来了！"，他被两个伙伴架起就跑。

这以后的数月，蔡香荪怕连累家人，一直在英租界避祸，清廷追查爆炸案也并没找到什么线索，不过蔡香荪的耳力经过这次爆炸明显受损，直到去世，双耳已经完全失聪。

1911 年 4 月，蔡香荪参与了一次起义行动的密谋，这次行动，就是著名的黄花岗起义，也称广州起义，是同盟会领导的第十次武装起义。

战前会议，总指挥黄兴来到上海的组织，部署任务，参加的同志都以抓生死阄的方式分配任务，蔡香荪抽到的是"生阄"，依然是研制炸弹，他向黄兴表示，要做二百枚炸弹给敢死队使用，必要时，自己也充当敢死队一员，为末路清廷再送一程。

然而天不遂人愿，就在出发赴广州前夜，蔡香荪一脚踩空，从两米高的台阶跌下，伤了足动弹不得，只能留在家中，令他十分沮丧懊恼。数日后，广州传来消息，黄花岗起义失败，喻培伦、方声洞、林觉民等七十二烈士殉难，其状惨烈。黄兴在此役被子弹击断两根手指，流血满身，幸得女中豪杰徐宗汉及时救助，才得生还。未等伤口愈合，黄兴便嘱宋教仁筹备了一个广州起义失败检讨会，他在会上慷慨陈词：广州起义失败了，使我肝胆俱裂，五内俱焚，悲痛不能自已。迫于革命存亡绝续之交，战则虽败，革命精神不死。

蔡香荪流泪了，他想起上海会议时结识的那些青年俊杰，尤其是一样有着行医背景的方声洞和"炸弹大王"、在起义中制造了三百枚炸弹的喻培伦，如今已成一缕英魂，不禁泪如雨下。是的，他是幸存者，也是前行着，擦干眼泪，还有更多的事情等着他去做。

1911 年 10 月，辛亥革命爆发。革命党在南京建立临时政府，各省代表推举孙中山为临时大总统，1912 年元月，中华民国正式建立。

二 蔡香荪获赠"医国手"

民国之后，蔡香荪一门精进，专心于医学。

他在北京东路的住处虽只是江湾万安路旧宅四分之一许，但较为方便他日常行医，占地也有一百五十余平方米，凡三层，有十七间房之多。底层六间，中间门厅，有"功同良相"额；右为书房，额"小乐静斋"，系陈观圻所题；左为会客室，西式布置，家中习惯称为"大菜间"。门厅内为挂号室，悬有梅兰芳所赠铜镀银"曾饮上池"匾。向左进入天井，北侧厅堂，南侧乃诊室，均面东。两宅匾额书联较多。

1923 年，蔡香荪妻子临盆，诞下一子，取名小荪，字一仁。蔡香荪希望这个孩子，一生以"诚仁"自律，将来继承自己的衣钵。

在蔡香荪参加革命和学习西医时，不幸其父小香逝世，他于中医尚无深厚根柢，但天资颖悟，除了父亲留下的医书和医案以外，广泛涉猎明清各种医案，尤其爱读何书田《竹簳山人医案》。何书田，清代嘉、道年间名医，江苏青浦人。何氏世医始自南宋，至书田先生为二十三世，七次应举未能中式，以秀才终老，改业世医，门庭若市。晚年，何书田诊治林则徐的软脚病、林则徐夫人之肝泻病等，都是医林传诵之佳话。一本《竹簳山人医案》在手，蔡香荪常常废寝忘食，时而冥思苦想，时而拍案击节。一旦参透医理，他顿觉豁然贯通，头头是道。

蔡香荪在门诊时与众不同。因其所苦在耳聋，则四诊缺一，难以听病人主诉。但他自有妙招，在问诊时，他的右手边总是坐着一个四十余岁的中年人，病人主诉时，这中年人奋笔疾记主诉，蔡香荪发问时，则记下病人之答语。例如问经期，则于处方笺之右上角用老式会计字体写道：十二月十五也；问腹痛否，则书很痛；问经色，则书紫；问经多少，则书多。蔡香荪问完了，看一眼，便在处方笺上从容不迫开出方来。如此问者、答者，开方，严丝合缝，病人自始至终未尝察觉这一出以目代耳的"双簧戏"，这也在同行中传为佳话。

蔡香荪性急怕热，在诊室有一台冰箱，冰箱内常常备有

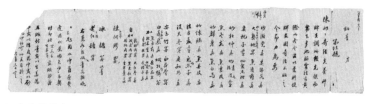

汽水饮料，有病人大热天来了，满头大汗，他便从冰箱里取出汽水，让病人喝一小杯再说话。他还有个特点，病人座椅上都有一张席垫，每一病人离去，蔡香荪必亲手将席垫翻一个面，口中说："这一面坐热了，翻面则凉些。"但有时病人坐得急，蔡香荪翻不及，一下子就坐在了蔡香荪的手上，医家与病家两人相对愕然。

　　作为一位名中医，蔡香荪的生活已经十分安逸，出门有专车，每次蔡香荪出诊，坐的是自备车，他习惯坐在司机旁，如果是暑天，他就挥大蒲扇为之扇凉，他还时常到基督教青年会下设的健身房锻炼。他经常受到大户人家的延请，前往诊治疾病。宋家就是其中之一，有数十年的交情。宋美龄之母宋老夫人多病，经常邀请蔡香荪前往诊治。当时各地名中医诊金高昂，对于某些不熟识的人家，就需当场付钱，对某些经常光顾的大户人家，便不会每次诊病后就付诊金。宋家这份诊金是要到逢年过节总付一次的。某次，宋家未能按时结账，时隔很久，才由宋子文送到诊室，当时宋"携一火腿，慑嚅退缩于挂号室，候先生门诊毕乃恶颜奉上，先生一笑存之"，那时蔡香荪还未料到宋会成为将来的财政总长。

除宋母外，宋家姊妹也都十分信奉蔡香荪的医术。有一年，已是国民党党魁、成立南京政府的蒋介石与宋美龄刚结婚不久，夫妇在庐山避暑，宋美龄突然妇科旧病复发，马上差人请蔡香荪上山诊治。当时，蒋介石恰患感冒，在给宋美龄看好病后也请其诊治。其实，蔡氏不仅妇科享誉上海，对内科实证也有研究。蔡香荪经望闻问切，大胆采用紫苏、荆芥、薄荷、柴胡等中医解表之药，一剂痊愈。蒋介石非常高兴，亲笔写了"医国手"三字匾额相赠。该匾木质本色，浅雕深蓝色字，上款香荪先生，下款中正，较堂匾略小，可见蒋当时对蔡香荪医术评价之高。一日，蔡香荪又去宋府看病，蒋介石感佩其医术之余，顺手剥了一枚黄岩蜜橘递给蔡香荪道："先生辛苦，这是新到的蜜橘，请先生尝鲜。"事后，宋美龄急告蔡香荪，剥橘之事勿令外人知之。

蔡香荪早年参加同盟会，所以与民国政界高层交情匪浅，国民党元老所赠书联，亦复不少。诊室里悬挂着林森、于右任、戴季陶、汪兆铭、谭延闿、钮永建、邹鲁、居正、陈果夫、袁希洛、蒋百器、朱家骅、韩国钧、张公权、徐祖贻、褚民谊等人的亲笔书卷，另有宋子文所赠的大型鹿角等。除结交一些政界高层外，蔡香荪还与一些文人雅士交厚，如梅兰芳、经亨颐、滕固、王一亭、沈卫、天台山农、清道人、杨了公、方还等，都是其相交甚笃之人，彼此字画往来。

三 遇强盗蔡香荪虎口脱险

20 世纪 20 年代起，中央与地方皆处于军阀混战之中，一些散兵利用残留的枪支弹药，渐渐组织起土匪武装。社会上混迹市井的小厮为寻求社会庇护，组织黑势力团伙在大城市兴风作浪，全国各地土匪武装、强盗团体盛行。

这些人以打家劫舍为主要营生手段，其间，绑票勒索也成为他们的一项重要收入。连上海这一繁华之地，也免不了遭此厄运，上海的一些收入颇丰的名医更是不能幸免，连与权贵牵连甚广的蔡香荪也曾遭遇绑架之祸，但因他与国民政府高层关系密切，并未受苦，往往很快就能安然脱身，也不需交赎金，徒受虚惊而已。唯有一次，让蔡香荪想来就心有余悸。

那是一个初春，沪西极司菲尔路（今万航渡路）、白利南路（今长宁路）一带，尚较荒僻，但是乌烟瘴气，盗匪出没，杀人越货，无恶不作，成了人尽皆知的险途地带，轻易都不敢涉足。当时一般医师，如有该处延请治病，一概婉辞。这一日，一抄方员吴星奎，一时疏忽大意，接受此地出诊。蔡香荪得知，感觉非常为难，踌躇不决，但既然已经接下来，便不得不去。

他平时出诊，一般规定是在下午 4 时以后。这是由于蔡香荪的生活习惯，崇尚分食制，尤其喜好西餐，几乎每日中午，必外出用餐，或有亲友作伴。这天，正好碰上江湾卫生事务所（原蔡香荪创办江湾时疫医院，并任董事长）所长杨玉阶医师（美国公共卫生硕士）前来相陪，因此共同商议，决定中午前去应诊，速战速决，诊治完病人，然后再回来午餐，觉得较为妥当。

当即，蔡香荪带着杨玉阶及老管家鞠梅卿、另一抄方员颜瑞昌、司机孙业祥驱车前往，抵目的地，先由鞠、颜二人下车探路，鞠、颜二人见对面均是平屋，弄口有人伫立，就上前问讯。那人说可以带他们过去，走着走着，就到了一陋巷间，只听得那人向前方高唤："财神来也！"随后就有好几个歹徒持枪窜出，用黑巾蒙住二人的眼睛，再牵引到屋内，扯去目巾，见有匪徒六七人，都拍手欢呼，说大事告成。

为首一个黑面虬髯的汉子，手里提着一支驳壳枪，问鞠梅卿："你是蔡香荪？"鞠急忙否认，说是挂号员，并拿出袋中的镇江家书，匪徒信以为真。随即转向颜某："那你必定是蔡香荪无误了。"却巧颜袋中也有慈溪家书，急忙取出以示。众匪徒愕然。匪首问同伙道："外面车上除司机外，还有二人？"同伙点头，匪首随即问鞠："车上哪个是蔡香荪？"鞠较年长，镇定自若，急中生智，回答说："穿西装的那个就是蔡医生。"心里暗暗想着：只要东家脱险，就无大碍。

穿西服的人，实际是杨玉阶。匪首立即命数人持枪急追，而此时蔡香荪在车上久等二人不归，心里非常忧急。杨医师本就对该地怀有戒心，疑虑有加，今二人探路，许久未返，更增惊觉，便对蔡香荪说道："蔡兄，探路的二人迟迟未归，恐怕有变，目前处境险恶，我们必须马上离此是非之

53

地啊。"蔡香荪素来仁厚，怎肯弃之而去，正欲下车寻找。

这时，杨玉阶情急，也不管蔡香荪是否答应，命令司机孙业祥速速开车离开，虽然孙也知情况不妙，但主人没有答应，不敢起步。杨玉阶急得汗如雨下，顿足急催："你尽管开车，如果你家主人怪罪，由我来担待。"

司机闻言胆壮，启动油门，如脱弦之箭。车子甫一发动，便见后面的巷尾钻出数名黑衣人，举枪向车子追来，但车已去远，待众匪赶到时，已经望尘莫及了。回去告知匪首，众匪徒都觉功亏一篑，垂头丧气，只得将鞠、颜二人的随身钱物搜去后关押起来。

时间已过了午时，鞠要求吃饭，匪徒倒也仁义，给了他们饭食。颜年轻胆怯，食不下咽，鞠劝道："我们并不是他们的目标，但吃无妨。"颜只得草草扒了两口。天渐渐黑了起来，突然，有几个匪徒进屋，厉声喝令"出来"，又用黑巾蒙住他们的眼睛，月黑风高，将二人拉着走到田野间。此刻，二人觉得惊恐万分，毛发悚然，但也无可奈何。许久，耳边渐闻汽车喇叭声，被蒙住双眼的二人才意识到是到了马路边。绑匪将二人的目巾扯下，居然还给了他们大洋一块，遥指前方车站，说道："回去吧。"两人这才将悬着的心放下了，心中暗暗感激老天让他们遇上了良心未泯的匪徒。

等两人回家，已是晚上 10 点，家中慰问的亲朋不少，见二人平安归来，众人纷纷表示祝贺：大难不死，必有后福！蔡香荪直呼"苍天保佑"，他对鞠管家道："梅卿啊，如果不是你舍身掩护，我可能一命休矣！"事后，蔡香荪赠了二人手表以及定制大衣，并给予一些慰安金。当时，老闸捕房特派武装便衣警探一名，每日来诊所坐镇保护，这样子有一个月，自然应当要厚谢的，也花了不菲的钱财，就算是破财消灾了。蔡香荪吉人天相，真是一场虚惊，终得化险为夷，无人死伤，也没有被勒索。经过此次事件后，蔡香荪觉得原有自备车 1787 牌号使用很多年了，知道的人不少，难免要招事，于是就将车牌改为 3471，并将当时风行的奶油色车漆为低调的黑色，以避人耳目。

四　蔡香荪预判"中西医之争"

时间不经意就到了 1929 年。一场意想不到的"中西医"之争，悄悄蔓延在中华大地。

这一日，蔡香荪刚刚送走沪上著名的电影演员顾梅君、顾兰君姐妹，这顾氏姐妹也是蔡香荪的病人，各自痊愈后，专程赶来送给蔡香荪夫妇一幅瓷板画像，上有涂明卿绘、狄平子题"香荪先生：岐黄国手"及"伯母大人惠存：令仪洲德"的字样。蔡香荪捧着这瓷板画像，觉得惟妙惟肖，爱不释手。

忽然大管家鞠梅卿来报，何公子来访。蔡香荪连忙道：有请。他知道，这位何公子，何幼廉，正是绍派伤寒名家何廉臣的长子，此番来找他，一定是因为"请愿"这件事。

晚清时期，西方医学大规模输入中国。以解剖学、生理学、病理学、细菌学、临床诊断学为特征的西医在中国大行

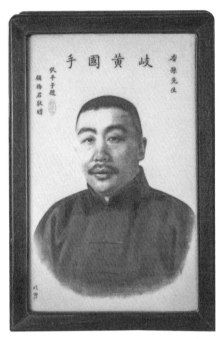

> 顾梅君赠蔡香荪"岐黄国手"
> 瓷板画像

其道。中西医学毕竟属于两种异质医学体系，并存局面必然导致两者间的对峙与冲突。在五四新旧思潮激烈冲突中，知识界批评中医愚昧落后之声日渐高涨，西医界也公开与中医界决裂，医药界形成了泾渭分明的两大对峙阵营。

其中最突出的代表，是上海医师公会的余云岫，他曾留学日本学习西医，一向攻击贬低中医学，把中医视同巫术，甚至直指"中医是杀人的祸首"，要"坚决消灭中医"。1916年，余云岫撰写《灵学商兑》，率先对中医基础理论进行系统批评。1920年，余云岫又发表《科学的国产药物研究之第一步》，得到了杜亚泉、恽铁樵的回应，引发了1920年初关于中医理论之争。

余云岫，字岩，年少时曾学习中医，曾公费赴日本留学，1916年大阪医科大学毕业后回国，任公立上海医院医务长，后任国民政府卫生部中央卫生委员会委员。

1925年，中医界谋求将中医纳入学校体制，却因受西医界抵制而流产。此事导致中西医界关系迅速恶化，两大阵营间水火之势渐成。西医界称中医为旧医，称自己是新医，将中西医之争视为新旧之争，先进与落后之争；而中医界称自己为国医，称西医为西医，将中西医之争视为中西之争。中医界对西医的攻击难以冷静与客观，而西医界之激进人士对中医界之批评更近乎苛刻。双方讥讽之言与谩骂之词日趋激烈。1925年以后，中西医界的争论，逐渐由学理讨论泛化为意识形态争论。

1929年2月23日至26日，南京政府卫生部召开了第一届中央卫生委员会会议，与会者包括褚民谊、颜福庆、伍连德等当时的医界名流共14人。会议通过了余云岫起草的《废止旧医以扫除医事卫生障碍案》。2月26日，上海《新闻报》率先将此事公之于众。3月2日，余云岫主编的《社会医报》出版中央卫生委员会特刊，公布"废止中医案"。

考虑到余云岫提案过于激进，中央卫生会议最后通过之废止中医案——《规定旧医登记案原则》，其实施办法则显得和缓许多。该议案规定了废止中医之三条原则：甲：旧医登记限至民国十九年为止；乙：禁止旧医学校；丙：其余如取缔新闻杂志等非科学医之宣传品及登报介绍旧医等事由，卫生部尽力相机进行。

中央卫生会议所通过的议案及余岩之提案公布后，立即遭到了上海中医界的强烈反抗，也引起社会各界的强烈反响。为争取中医的合法地位，中医界决定在上海召开全国中医药代表大会，组织医药救亡请愿团，赴南京请愿，抗议"废止中医药案"。

这次大会，曾任中国医学会副会长、绍兴医学会会长的何廉臣为组织人之一。何廉臣，浙江绍兴人，祖父何秀山为绍派伤寒名家，何氏从小打下了良好的医学基础，曾在上海留居三年，与丁福保、周雪樵、蔡小香等沪上名医来往密切。何氏一生著述甚多，校订刊刻古医书110种，名曰《绍兴医药丛书》，著有《重订广温热论》、《感症宝筏》、《勘病要诀》、《廉臣医案》等，并创办《绍兴医药学报》——我国近代最早的中医药期刊。这次请愿活动，何廉臣与名医裘吉生、曹炳章等人做了大量工作。

"香荪兄，家父让小弟相问一下，兄一起参加北上请愿吗？"一见面，何公子幼廉便着急动问。

"令尊龙体如何，久闻令尊因这事呕心沥血，苦心孤诣，旧病复发，香荪深感不安。"蔡香荪并未直接回答，反倒问起何廉臣的身体状况。

何幼廉顿了顿，据实相告，其时，何廉臣终因年迈体弱、重病缠身，已经不能亲自参加请愿活动，于是令其子幼廉代行，随裘吉生、曹炳章等北上抗议。接着，何幼廉把一些请愿的主旨一一告诉蔡香荪。

原来，中医界反抗废止中医案，一开始便不与西医就中医优劣问题作学理上的讨论，而是逐条批驳余云岫等人废止中医之理由，并将中医存废置于政治意识形态层面进行论辩。3月11日，上海医界春秋社等八团体发表通电，一再申明，中医自有中医诊断之法，勘定病别之类，并非"巫祝谶纬之道"。针对余云岫在提案中指责中医之语，中医界声称中医完全合乎三民主义，是"极端之极端的民生主义"。

蔡香荪明白，这种驳难，显然已非学理争论，而是意识形态化之政治攻击，是将中医存废问题提升到是否拥护三民主义的政治层面，争取政治上之优势。

"幼廉兄，关于这次争论，我自有我的见解。"蔡香荪思忖片刻，并不隐瞒对此事的看法。"余云岫为代表的西医废止旧医之最重要理由，乃为中医不合近代科学。余云岫认为，在科学主义高扬的时代洪流中，中医理论在科学上没有根据，不能以科学来解释，也就无法得到科学的承认，其存在的合理性、合法性便会受到怀疑。所以，我认为，这次请愿，其实是迫使中医向科学化迈进。即使是那些不赞同废止中医者，也多主张中医应该改良、整顿、革新，应该科学化。经历了此次生死抗争的中医界不少有识之士，也意识到中医革新、中医科学化的迫切性。"

为了谋求自身之生存，中医不得不开始对中医理论进行革新和改良，不得不接受中医科学化主张，自觉地进行中医科学化尝试。同时，西医界在这次论争中尽管未能达到废止旧医之目的，却迫使中医自身进行改良，并开始走上科学化道路，未尝不是一种真正意义上的胜利——这几句话，如重锤一样击在何幼廉胸中，令他陷入沉思。

最终，蔡香荪并没有参与请愿，他深知几千年传承下来的中医对中华民族的价值，故而心中自有定力，在送别何幼廉时，拱拱手说："何兄放心，中医废不了。"

中医界掀起的全国性抗争活动，引起了全社会的关注，也影响着社会安定与政府威信。在中医界掀起大规模抗争后，处于风头浪尖上的卫生部长薛笃弼急于化解与中医界的冲突，将这场风波尽快平息，故他一再公开表示并无废止中医之意。他向请愿代表当面表态：我当一天部长，决不容许这个提案获得实行。不久，请愿团收到国民政府文官处批示：撤销一切禁锢中医法令。

至此，废止中医案，以失败告终。

五　济穷困香荪公古道热肠

请愿活动虽暂时获胜，但当时中医的处境也是非常艰难的。

30年代前后，沪上中医，绝大多数私人开业，医院则无中医一席之地，有时候有住院病人信仰中医，请中医医生出诊，则只能佯装病人亲友，前来探望，暗地偷偷诊视，再外出处方，可见当时中医是被歧视的。当然，一般名医都拒绝这样的出诊，当时门诊收费，虽无一定标准，大都为一元左右。著名医家，挂号费多数为银元一元二角，如需提前诊治，则诊费加倍为二元四角，名曰"拨号"。由于名医业务繁忙，门庭若市，富有病人不耐久等，就挂拨号，往往反多于平号。个别医家，甚至有拨拨号。然而一般医生，求诊者不多，故无拨号之例。

蔡香荪的号票与众不同，分为五色。除拨号票面稍大，其余是平号白色，半费为红色，二角为绿色，免费为蓝色，另一种是亲友专用的黄色号票，非但不收费用，且优先就诊。旧时社会，生活拮据的百姓很多，平时勉强糊口，一旦有病，即困难重重，碍于颜面，又不便启齿。蔡香荪在诊病时若有察觉，一定会主动减半收费或免费，以后复诊，即按此例。也有主动要求挂半费者，按照小香公曾经立下的规定，病家如果主动提出挂半费或免费的，挂号先生概不细究，即予方便，一视同仁，依次就诊。不因收费少而退让于后，不使病者有自卑感。

相反，如病情较重，蔡香荪经常是马上给予诊治。另有收费二角的绿色号票，民间有个习俗，不是赤贫的病人，绝不接受施诊，一则碍于颜面，二则迷信思想，认为不付费而接受治疗，则服药不灵，故象征性付费二角，以示有所区别。只是还有那些异常贫困的病人，生活尚难维持，更兼疾病缠身，贫病交加，悲惨之状，令人心酸。在蔡香荪的挂号室门口，悬有一面收费牌，末句明示"贫病不计"，此类病家都无法顾全颜面，实言要求给予免费，蔡香荪一律接待，即使已挂了号，诊费也都退还，他深知这些穷苦人，非病重不肯就医，虽然可以用义诊来解决，但实际上他们的药费更是没有着落，况且一两次的诊治也不一定能治愈，因此非但不收分文，并且赠药，俗称"施诊给药"。有些病重者无法走动，路途遥远，蔡香荪更是资助车旅费给病家，或是抽空亲自前往诊治。

某日，有一位名叫谢小四的年轻人，做工为生，衣衫褴褛，状如乞丐，急匆匆来到蔡香荪诊所，请求他为家人看病，但是，谢小四付不起二角钱的挂号费，更不用说上海医生出诊所需的六元二角钱了。但蔡香荪还是应允，在看完门诊后，带上管家鞠梅卿驱车来到谢小四的家——"垃圾码头臭粉弄撒尿弄堂一百三十四号"，推门而入，大厅拥挤着许多赤膊的食客。谢小四尴尬地看了一眼蔡香荪，他一家人住在夹层间（一楼到二楼之间另辟的一间房间），这个高不过三尺多的夹层楼中，只能蛇形而入。这一夹层在旧上海极为常见，与现代的天花板相仿，工部局为了预防鼠疫，曾把所有人家的天花板拆除。随着上海外来人口剧增，以往只有老鼠聚居的夹层，后来就成了贫民的住所，蔡香荪一阵心酸。

谢小四的老娘正躺在那里，由于病痛而不自觉呻吟着，蔡香荪认真把脉望舌，又问了饮食二便，便下楼迅速开出了一张药方，嘱谢小四去药铺抓药，谢小四连声道谢，并问了药价。此时，蔡香荪才意识到，像这样的普通工人一个月九元的工资，除去一家人每月房租以及伙食费，所剩无几了，真的是没有钱生病了。于是，嘱管家鞠梅卿给了谢小四几块银元，谢小四当即跪地拜谢，满面泪花，飞跑着抓药去了。

当时，像谢小四这样处于社会底层的病人，只要求诊于蔡香荪，他都会助人到底，故而口碑载道。但是，他也曾遇到过借此行骗的，对此他想了个"只赠药不给现金"的法子。当时蔡香荪有位友人姓孙，开设同春堂国药号，有南北两家，南在南京东路红庙对面，北在福建北路，地处老闸桥北堍，离蔡家诊所仅一桥之隔，香荪公与其商妥，凡在他这里看病的穷苦病人，给予其一张连有存根的领药单，由挂号员填明帖数，让病家去同春堂国药号免费领取，每到端午、中秋以及春节前，药房凭单来诊所结算，费用按成本计价。

蔡香荪的古道热肠是远近闻名的，除施诊给药外，还为老百姓做了许多好事。

《江湾里志》关于蔡氏家族施医施药的记载〉

《江湾里志》关于蔡香荪组织救火会的记载〉

1912年民国元年，由蔡香荪、黄文瑜、王兆济等人发起组织救火会，黄文瑜任会长，捐资购置新式洋龙（救火车）一架。第二任会长由蔡香荪担任，据《宝山县再续志》中记载，他们悉心规划开凿公井，添办帮浦机扶梯车，并建筑会所三栋，先后用费达一万五千余金，常年用费约三百余元，每任会长都会有所资助，其中蔡香荪捐募最多，他后又捐资购买一辆救火车。蔡香荪还担任过闸北救火会董事，"七七事变"后为保护公物，他将两辆救火车及大部分器材，寄藏于法租界打浦桥大东南香烟厂，以免落入敌手，与日伪周旋。但最终仍为奸人举报，被日伪攫去。两辆救火车曾为居民防火安全做出了巨大贡献，为此蔡香荪还获得了消防奖章。

1924年夏疫病流行，蔡香荪与朱象文集资开办江湾暑天医院，每年夏天自行配制"痧药水"、"行军散"等，置备于账房间，供贫困者免费索取。

1925年，蔡香荪与亨利洋服公司老板王汉礼等，在江湾后街卫生殿发起创办江湾残废教养院，专收残疾人众，两年后归并淞沪教养院（感化院），接收乞丐、游民等从事生产。当时报章上记载："上海流丐极多，且幼年罪犯，无相当教育，蔡香荪等捐田亩款项，建成感化院，收进那些流丐，教他们简单的文字，给他们治病，让他们参加力所能及的劳作，使之改邪归正。"

还发起创办江湾施材会，募捐组织，凡贫苦无告者，经调查属实，可免费申请给予棺木入葬。

因众望所归，蔡香荪历任江湾崇善堂董事、宝山县公款公产处副处长、江湾医院董事长、江湾救火会会长、闸北救火会董事、上海国医公会委员、中国医学院副院长等职。

1930年，蔡香荪出面，为江湾百姓做了一件大事。

那一日，有江湾乡绅丁宝庆跑来老闸街找蔡香荪，说了一件事，有德国人汉斯在淞沪铁路天通庵与江湾站之间建了一座喊士制革厂，傍河而立，而厂里的污秽积水，都排泄到河中。有居民就此生病，腹泻、恶心、呕吐，有严重的，甚至不治身死。

"香荪兄，吾等江湾沿河居民，都以河水为饮用水，河水受污，必将影响百姓生活。吾等与洋人素无接触，兄为宝山公款公产处副处长，又是江湾保卫团董事长，可否出面斡旋，使洋人工厂搬走，江湾百姓必感念兄之恩德！今日丁某先行造访，探一下香荪兄的意见。"丁宝庆连连拱手道。

蔡香荪沉凝片刻，心中暗忖，日常饮用关系性命，影响极大，这果然是一件要紧事，不过也不能轻举妄动，在与洋人交涉时要做好充分准备。"丁兄，我要管一下这事，请你如此这般。"蔡香荪道。

几日后，蔡香荪在蔡家花园备好酒宴，由丁宝庆出面，召集江湾十多户有名望的乡绅到家里商讨，议决结果是，由地方公团出面取了四瓶河水，由蔡香荪委托当年在同济德文医学堂的同学，如今在同济大学工作的黄胜白医师，延请同济大学德人化学师巴尔德检验水样。

巴尔德的水样报告出来了，通过化学检查，证明了该河水因受制革厂污水影响而不能作为饮用水。就是在河流极远之处，也深受其害，受污染的河水不仅不能生饮，就是煮沸食之，亦依然有害健康。蔡香荪根据此报告，马上以地方公团的名义，与德国人汉斯交涉，要求该厂必须设法改善措施，以保持河水清洁度。

汉斯起初倨傲不屑，甚至拒绝与蔡香荪等谈判，在蔡香荪一再坚持下，在德国化学师的检验证据下，终于低下头来，应允改善水质。此后，蔡香荪考虑饮用河水在卫生方面终究欠妥，又捐资在江湾闹市大市场广场中，挖建巨型自流井二口，以便乡民饮用。

六　抗敌寇蔡香荪急公好义

蔡香荪传奇的一生，是注定与民族存亡、国恨家仇分不开的。

1931 年"九一八事变"后，日本为了支援和配合其对中国东北的侵略，掩护其在东北建立伪满洲国的丑剧，自导自演在上海挑衅引发的冲突，时间长达一个多月。日本海军陆战队在 1932 年 1 月 28 日夜对上海当地中国驻军第十九路军发起攻击，十九路军随即起而应战。中国方面，1932 年 1 月 29 日蒋介石复出任国民政府军委会委员（3 月 6 日任委员长），蒋制定对日应对原则为：一面预备交涉，一面积极抵抗。这是国民政府在"一·二八淞沪抗战"时期的应对总方针。

当时负责防卫上海的是粤军的十九路军，这支军队是1931年9月，由江西赣州调戍京沪地区，并于11月全部部署于京沪沿线。蒋光鼐任总指挥，蔡廷锴任军长，全军共3.3万将士。十九路军到沪不久，对敌情知之甚少，该军从自己获得的情报中判断出日军发动侵略战争已经不可避免，于1932年1月15日开始进行应战的军事部署，而此时距日军发动进攻的时间尚不足两周。1932年1月23日，十九路军在蒋光鼐、蔡廷锴、戴戟主持下，于龙华召开了驻沪部队营级以上军官紧急军事会议，一致决心保卫上海，讨论和决定了一切必要的应变措施，并向全军各部发出了"我军以守卫国土，克尽军人天职之目的，应严密备战。如日本军队确实向我驻地部队攻击时，应以全力扑灭之"的密令。

1932年1月28日夜11时30分，日本海军陆战队盐泽少将率部在北四川路西侧突然向中国驻军发动进攻，十九路军156旅第6团当即予敌猛烈还击。此时，日军以二十余辆铁甲车为前导，分兵五路，从闸北各路口发动进攻。

29日天亮以后，日军在装甲车的掩护下，连续发起猛攻，日机也由航空母舰"能登吕"号起飞，对闸北、南市一带狂轰滥炸，战火迅速漫延。守军第156旅所部，顽强抗击日军的进攻，以集束手榴弹对付日军的装甲车，组织敢死队以潜伏手段炸毁敌装甲车，坚守每一阵地，并在炮火掩护下适时向敌实施反击，打退日军的连续进攻。据日军自供：战斗极为激烈，市街到处起火，火焰漫天，战场极为凄惨。

上午 10 时左右，日机投掷炸弹，商务印书馆总厂和东方图书馆被大火焚毁，包括众多古籍善本在内的三十多万册馆藏图书被付之一炬。日军千余人在强大炮火和装甲车掩护下，向宝山路、虬江路各路口猛烈冲击，企图占领上海火车北站。北站为上海陆上交通枢纽，其得失关系整个闸北的安危。29 日下午 2 时，日军趁北站火起向北站猛攻，我守军宪兵一个连与日军激战一小时后退出北站。

1 月 30 日，蒋介石发表《告全国将士电》，他说，沪战发生后，"我十九路军将士既起而为忠勇之自卫，我全军革命将士处此国亡种灭、患迫燃眉之时，皆应为国家争人格，为民族求生存，为革命尽责任，抱宁为玉碎不为瓦全之决心，以与此破坏和平、蔑视信义之暴日相周旋"，要求全国将士"淬厉奋发，敌忾同仇，枕戈待命，以救危亡"，并表示他本人"愿与诸将士誓同生死，尽我天职"。此电发布后，影响甚大，人心士气，为之大振。

此时的蔡香荪，含着眼泪加入到这场可歌可泣的战争中。

日寇炮火狂轰滥炸，位于上海东北角的江湾首当其冲，全镇的房屋十之八九化为焦土，蔡家花园及其故宅亦毁于战火，所藏文物丧失殆尽。蔡家亲友子侄，有好几位丧生炮火，被炸得骨肉分离，惨不忍睹。

"国家兴亡，匹夫有责，江湾子弟当为表率，保护这一方土地，不容倭寇践踏！"是夜，蔡香荪召集江湾一众子弟、乡绅、救火会、保卫团等，在未被轰炸的一个祠堂中开会，定下几桩事来：一，筹办难民收容所，将家毁亲亡、无依无靠的千余名难民，收容安置在立达学园、文治大学、景德观以及未遭到轰炸的居民客堂间里，每日供应两顿薄粥；二，在江湾镇号召爱国青年组织救护队，救护受伤的抗日战士和百姓，并捐出自己诊所的全部药品；三，搭浮桥，帮助中国军队迅速渡过水深浪急的宝山蕰藻浜。

蔡香荪的救亡组织是空前有效的。

在国军渡过宝山蕰藻浜时，河两岸家家户户火速行动，在极短时间内筹集到大量门板、竹编、木桶，冒着严寒在浜上架起一座座浮桥，使部队得以迅速通过。日军的飞机向水面倾泻了无数枚炸弹，中国军队的军火船剧烈摇晃，江湾子弟不顾水冷刺骨，纷纷跳入河中，帮部队打捞落水的军用物资。

随后，蔡香荪又组织了江湾爱国青年成立救护队，迅速筹措器材药品，夜以继日地出入枪林弹雨之间，冒死抢救伤员，救护队设立临时救护所，于江湾保宁寺内（今上海市公安街保宁路口），精心救治护理伤员，以保存抗战的有生力量。在战事结束以后，又迅速组织掩埋队，多方筹款，安葬殉难军民尸骨一千三百余具，同时在江湾镇北长沟湾崇善堂附近（今场中路忠烈桥西堍），建立起"一·二八忠烈墓"，亦即十九路军抗日阵亡将士及友军的长眠之所。

两年以后，此处又增建纪念碑及石坊。碑文由沈鸣时所撰，坊额为当时国民政府主席林森题"忠烈千秋"四字。中间坊柱上的挽联为蔡香荪所撰："蓦地撼波涛，七尺残躯，至死不忘汤誓；连江黯风雨，一抔封土，招魂忍读楚辞。"
1935 年 1 月 29 日，《申报》刊出由蔡香荪撰、袁希濂书《江湾各界昨公祭忠烈墓》一文，后于 3 月 4 日又刊出《江湾忠烈墓碑记》一文。（忠烈墓后毁于战争，据传碑文铜牌现存于上海徐家汇图书馆。）

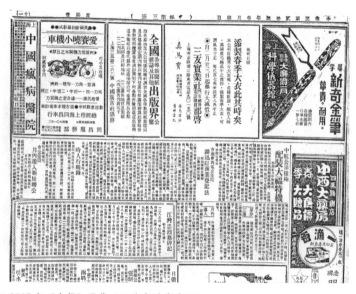

> 1935 年《申报》登载《江湾忠烈墓碑记》

是役，日军共投入 7.7 万人；中国军队 5 万人：十九路军与张治中的第五军。据中方战报，"一·二八淞沪抗战"中一共毙伤日军 10254 人。另据统计，事件中，中国损失约为 14 亿元。闸北华界的商号被毁达 4204 家，房屋被毁 1.97

万户，损失惨重。

这一日，蔡香荪正在保宁寺的临时救护所忙碌，此时战火已停，日军开始撤离。连日劳顿的他，已经连续十几日没有合眼，眼中布满血丝，他的身边是一个国军士兵，在巷战中负伤，他在打光所有子弹的情况下，用背上的大砍刀狠狠削去了三个鬼子的脑袋，腹部中弹后又奇迹般生还。蔡香荪一边听救护队员讲这名英勇的国军士兵的事迹，一边好言宽慰：你伤势不重，将养数日，又可杀敌立功。

突然有人来报，十九路军蒋蔡两位将军请蔡香荪先生一叙，汽车就等在门外。蔡香荪一惊，来请的副官一笑，将蔡香荪请进汽车，绝尘而去。

到了指挥所，蔡香荪才第一次见到这两位中国著名将领。蒋光鼐，广东虎门人，1906年加入同盟会，参加过辛亥革命、北伐战争。蔡香荪见其面容清瘦，双目炯炯，颇有儒将的风度。蔡廷锴，广东罗定人，上过陆军讲武堂，参加过北伐战争，其颧骨高耸，身材瘦削，有不怒自威的感觉。

蒋光鼐先迎上前来，握住蔡香荪的手道："香荪公，久仰大名了，我等在前线浴血，后方难得有香荪公这样的地方豪杰辅助，才得以击退倭寇，香荪公乃是民众之楷模！"

蔡香荪连忙回道："将军过誉了，蔡某只是激于义愤，出了些绵薄之力啊。香荪一生行医，对政治军事罔闻，请教将军，这场战争，究竟会有怎样的结果呢？"

蔡廷锴一旁笑道："香荪公，战事如何尚不好说，但如果每一个子民都出这绵薄之力，何愁倭寇猖狂。想来这次鏖战，激发了民族精神，促进了国内团结。中国自鸦片战争以来，对外战争几乎逢战必败，而且几乎每次都以割地赔款告终。淞沪抗战期间，国军屡挫强敌，迫使日军三易主帅，而最后的停战协议中，既无割地内容，又无赔款条款，实为百年来所罕见。香荪公，这里有你的一大功劳哦！"

蒋光鼐向蔡香荪递上一杯茶，正色道："香荪公，蔡将军说的极是，我们是一支为民族生存而战的中国军队，虽然武器装备远不如敌军，但抗日卫国的正义和百姓的支援，使中国军队发挥出强大的战斗力，在中国的抗日战争史上已经写下了光荣的一页。中国军队的英勇表现，也为在沪西方人所亲见，一定程度上改变了自清末以来西方人轻视中国军队的心理，提高了中国军队的形象，改变了中国的国际观感。"

"香荪公请看，这块匾，是十九路军为表彰公之急公好义！"蔡廷锴说罢站起身来，掀开一块红色绸缎，一张金丝锦匾展现在蔡香荪面前，该匾深蓝色，真丝手工制成，以金线精绣"急公好义"四字，上款"蔡君香荪惠存"，下款为二位将军题识。匾长一百五十七厘米，宽七十二厘米。

蔡香荪当即摆手道："将军抬爱，香荪只是尽力所能及之事。手无缚鸡之力的医家，与持刀枪与倭寇拼生死的将士们相比，真是不值一提！"

"香荪公，你当得起这四个字，枪林弹雨中，医者早已是侠者，这块匾额，是赠予公，也是赠予普天下为国为民的仁人志士。"蒋光鼐的这句话，久久萦绕在蔡香荪脑海中，让他感慨万千。

72

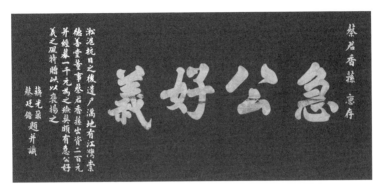

淞沪抗日之役道尸满地有江湾崇
德善堂董事蔡君香荪出资二百元
并嫂蔡一千元为之殓颇有急公好
义之风特赠此以襄扬之

蒋光鼐
蔡廷锴题并识

蔡君香荪惠存

急公好义

"急公好义"匾额 ›

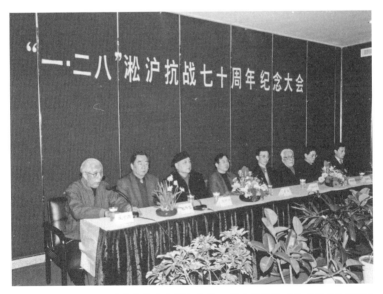

纪念"一·二八淞沪抗战"七十周年之际，蔡小荪捐献"急功好义"匾额 ›

73

却说此匾，历经浩劫，珍藏至今，今天视之仍然金光灿烂，鲜艳夺目。当年军民群情激昂，同仇敌忾，浴血奋战，前仆后继的情景，似犹历历在目。蔡香荪之子即蔡氏妇科第七代传人蔡小荪教授其后将其捐赠给"上海淞沪抗战纪念馆"，以资永久保存展出，为爱国主义教育增添了宝贵的实物资料。

1933 年，即"一·二八淞沪抗战"的第二年，江湾疫病流行，不少人死于非命，蔡香荪意识到大兵之后必有大疫，为及时控制疫病流行，他捐资创办江湾时疫医院，并亲任董事长，免费为百姓急救治病。后又增立多科，并设病房，救人无数，善举大义为乡里称道嘉许。为此，国民政府内政部也为他颁发了"热心捐资兴办卫生事业"一等金质奖章。

1937 年夏，日寇再次于华北宛平挑起事端，制造了"七七卢沟桥事变"。不久在 8 月 13 日，于上海虹桥机场挑衅，发动全面侵华战争，这就是著名的"八一三事变"。中国军民，忍无可忍，奋起抗战。蔡香荪所建的"一·二八忠烈墓"也在这场战争中被日寇炸毁，原有照相留影及拓片，亦毁于日军清乡时期。

在此战争中，蔡香荪又积极筹办难民收容所，安置灾民，并及时组织江湾爱国青年，成立救护队，自任队长。捐资添置医药用品及救护器材，并购置了一辆旧卡车，由副队长谈益民率领，驶赴前线，废寝忘食，在枪林弹雨间，冒死抢救伤员共四千余人，为上海红十字会各救护队之冠，由此获得红十字会的救护奖章，当年的红十字会年刊均有记载。上海沦陷后，红十字救护队随军撤至浙江省德清县，蔡香荪继续接济医药用品，始终不辍。

七　救志士香荪公孤岛岁月

1937 年 11 月 12 日，上海终于沦陷，成为孤岛。

除城市中心为公共租界的中区、西区和法租界，日军尚未能进入之外，上海四周都为沦陷区所包围。街上是荷枪实弹的日本宪兵，到处都是流亡的贫民，沿街冻死饿毙的尸骸多得不计其数。

日军占领后，对上海实行米粮管制，走投无路的饥民，甚至不得不铤而走险，成群结队地抢劫米店和运米车；而这造成了当时独特的"扫米"景观，抢米现场散落的米粒成为许多人搜寻的目标，他们拿着扫帚在路边仔细清扫，这些米粒就是他们晚上的饭食。上海的米价从每担 14 元涨到 42 元，因为上海人吃的米一半是靠常熟、太仓运来的，一半是外洋运来的暹罗米；而常熟、太仓的米，不能储藏太久，唯有暹罗米经过机器的焙干，可以久藏不变，于是大家就抢购暹罗米，蔡香荪也让管家收购一些，堆满了一间小屋。

这段日伪时期，作为一位名医，蔡香荪内心是极其痛苦的。诊所因在租界，日军稍有忌惮，还能勉强维持，但是来诊所求医的病人中，多了许多被枪击，被刺刀捅伤，甚至是被日军凌辱糟蹋的妇女，伤口令人发指。每日诊毕，蔡香荪对妻子说起那些惨状，不免垂泪，他在一篇日志中写道："一无所长、一无所有的国人，则哀哀无告、自生自灭，这，就是在沦陷区做亡国奴的人们。"心情压抑的蔡香荪，常常唤过 15 岁的儿子蔡小荪，翻开一本《说岳全传》，说几个岳爷爷大破金兀术的故事，或者就让蔡小荪抄录岳飞的《满江红》、《小重山》，此情此景，若干年后蔡小荪提及时依然清晰如昨。蔡小荪亲历战争，年少成熟，如父亲一般，也有一腔爱国热血。沦陷前，他曾写过多首诗文，其中一首《八百壮士》，讴歌死守四行仓库的谢晋元部："出入枪林弹雨中，争雄海上建奇功，终因被困不辞死，八百声名万国崇。"而上海沦陷后，他在一篇作文《孤岛感言》中写道："大好山河房屋田亩国家之建筑农民之收拾，一旦伤于炮火中而海上之人民犹逍遥娱乐，呜呼可以悲兮。"少年蔡小荪痛斥的是孤岛中又开始恢复的畸形的繁华，醉生梦死，商人大发国难财。

　　这期间，蔡小荪见到了一个更加严肃、沉默寡言的父亲，在蔡小荪的眼中，父亲从来都是一派威严，不苟言笑，从不嬉谑，"站如松，坐如钟"，长者之风凛然。

　　虽然心中苦闷，蔡香荪还是关心着时政，天天翻阅报刊。此时以外商名义出版的中文报纸，统称"洋旗报"，利用"孤岛"的特殊条件，打起"英商"、"美商"的招牌在租界复刊和创刊。这些"洋旗报"真实地报道抗战实况，正确地宣传爱国主张，使上海"孤岛"上空重新响起洪亮的抗日爱国宣传之声。此外，中共等爱国政治力量留居上海的进步与爱国文化人士、原上海出版的商业性大报、国民党留沪人士也加入"洋旗报"抗战宣传阵营。这些报纸的政治倾向虽不一致，但在报道中国军民英勇抗战、揭露日军暴行和抨击汪精卫等汉奸的卖国言行方面，都做出了重要贡献。其中不少报刊积极反映八路军、新四军的战绩和中国共产党的抗日主张。比较典型的报刊有《大美晚报晨刊》、《华美晚报》、《每日译报》、《新闻报》、《申报》等。每当读到中国军队在台儿庄重创日寇、暗杀汉奸的消息，蔡香荪便暗自高兴，积压在胸中的怒气暂时舒缓一些。

1939年，为日伪所控制的上海国医公会举行会员大会，进行了改选，经过全体会员一致通过，蔡香荪被选举为公会主席。消息传出，蔡香荪岂肯为虎作伥，故立辞不就。

蔡香荪当年在同盟会有位好友蒋百器，蒋百器在辛亥革命后曾任浙江都督、孙中山大元帅府总参谋长等职。蒋百器女儿蒋冬荣嫁给了余姚人邵式军，这邵式军祖上与曾国藩有金兰之谊，又与李鸿章、盛宣怀为儿女亲家。上海沦陷后，由于侵华日军头目松井石根与蒋百器为日本士官学校同窗，特委邵式军为苏浙皖税务总局局长。这是极好的美差，邵式军立时腰缠万贯，顿致巨富，在日伪时期，显赫一时，置豪宅于爱棠路（即今余庆路）80号。由于邵式军为蒋百器的东床快婿，所以与蔡香荪也相识。

某日，邵氏派人来蔡府延请蔡香荪出诊，蔡香荪碍于情面，带了管家鞠梅卿、颜瑞昌、司机孙业祥一同随行至邵宅。到了邵宅门口，只见门口荷枪实弹，有卫兵把守，见三人欲进宅邸，便欲搜身，几支黑洞洞的枪口一起对准蔡香荪三人。蔡香荪见状，勃然大怒，原本就对日伪嫉恶如仇，今日念在旧交，所以应允前来诊治，不想竟遇如此无礼之事，岂能容忍。他不管卫兵阻拦，拨开枪口，挺身大踏步直入。蔡香荪生得丰颐蓄须，相貌尊严，一派凛然，欲加行凶的卫兵一时怔住了，不敢阻拦，跟了进去。

进了厅堂，蔡香荪见到邵式军面沉似水，不发一言，邵自知失礼，当即道歉，并呵斥左右，责怪他们没有妥善安排恭候，诊毕更设宴款待。席间，蔡香荪与他说起当年参加同盟会的救国之事，北洋李鸿章的忍辱负重、委曲求全，以及当下中国生灵涂炭，邵式军沉默无语，频频让酒。"香荪公，邵某也是身在曹营心在汉，一有机会，便要仿效那过五关斩六将的关羽关云长。"大醉中，邵式军吐露心迹。此后，经冬荣之戚，中共地下党员潜入邵府，晓以大义，说服邵式军弃恶从善，名任伪职，暗中接济大量军用物资及药品，不断输送苏北盐城新四军军部，将功折罪。后被日军发现，以通共之嫌，一度遭汉奸头目熊剑东软禁。数经周折，摆脱羁绊，成功转奔解放区，最终弃暗投明。

日伪时期，蔡香荪不顾诊务繁忙，凭借自己的声望，还营救了不少革命志士与中共党员。那一日，有江湾子弟急匆匆上门告知：江湾同乡刁庆恩被东洋人抓去了。

这位刁庆恩，蔡香荪视为非常的知己，是同乡好友，难得的爱国志士，曾经参加过他组织的抗日救护队，表现英勇，后加入地方抗日武装，在苏锡常地带打击日寇。上海沦陷后，刁庆恩被组织安排，转入上海地下，继续宣传抗日，印发《明灯》半月刊小册子，对敌伪口诛笔伐。这次被捕，因叛徒告密，半夜里在居处被闯进来的日本宪兵逮捕，关押于四川路的日军宪兵司令部，受到了严刑拷打，老虎凳、辣椒水、铁烙，一件件刑具下来，刁庆恩牙关咬碎，不吐一字。

蔡香荪闻讯，忧急如焚，开始多方营救。他求助于老友赵厚生，赵厚生的儿子华苏，自幼即认蔡香荪为寄父，故二人交谊颇深。赵厚生名正平，曾参加孙中山先生同盟会，早年由浙江武备学堂考选留学日本师范理化各科，光复后曾任广西军政府参谋，继任南京临时政府总兵站总参谋、留守府军事调查局局长、江苏都督府参谋长等职，当时在汪伪时曾任教育部长、上海大学校长，经他设法与日军交涉。

不久，刁庆恩终于获释。这天，蔡香荪亲自去接，只见刁庆恩已被日寇折磨得骨瘦如柴，咳血不止，浑身上下伤痕累累。蔡香荪拉着刁庆恩的手道：庆恩，你先在我家里住下，倘若你现在回家，必定遭到监视，来日方长。刁庆恩感激地答应了。

蔡香荪把遍体鳞伤的刁庆恩藏在家中，延请伤科悉心治疗，一如既往，每餐备酒，殷勤相待，慰勉有加。蔡家上下，有账房、司机、男女勤工等近十人，亦无一向日伪告密。但当时因为敌骑纵横，家中终非久留之地，待伤愈后，蔡香荪又资助其率妻儿避走尚未沦陷的安徽屯溪。事后，赵厚生对蔡香荪提及此事时说道："我一生从未盖过指印，此次为你救刁在日人面前破例。"蔡香荪一躬到地："赵兄是一指千金，你救抗日志士，青史可留汝名。"二人相视大笑。

解放后，上海市地震局局长陆康常，负责上海地下党史工作，在一份地下党员顾纪长被捕的史料中，发现有一句"得到名医蔡香荪营救"的记载。但由于蔡香荪从未向后人提起，故此事具体情形就不得而知了，可见得到过蔡香荪营救的革命志士不在少数。

上海这座"孤岛"的局面，一直维持到 1941 年 12 月 8 日日军偷袭美国珍珠港而戛然而止。听闻美国对日宣战，蔡香荪仰天长啸："得道多助失道寡助，多行不义必自毙！"

1943 年夏，蔡香荪积劳成疾，郁郁而终，享年 56 岁。临终前的一段时日，他久久注视着床头一幅字，那是他在上海沦陷当日，挥笔书写的陆放翁的诗句，"王师北定中原日，家祭无忘告乃翁"。他最终未能目睹敌寇败降与国土回归，遗恨绵绵。

蔡香荪谢世后，设灵座于会客室，常有病家痛哭灵前。据宝山县志：当时宝山同乡会挽联云："生佛崇乡间，合境万民齐下泪；良医传世业，弱龄令子克承家。"香荪公同乡老友，曲江珠树轩主王德俊写了祭奠蔡香荪的葬诗一律："造福乡帮德望崇，口碑今日感无穷。徙薪曲突平生志，起朽生枯累叶功。忆眼创怀犹有在，问谁继善与人同。今朝卜兆横风雨，苍昊也知惜此翁。"江湾保卫团沈逸史也写了悼念诗云："邪风豪雨送幽眠，永别曾遗秋卉妍。事业一生期后继，墓碑三尺待耆年。晨星微念嗟寥落，夜月常随数缺圆。今日郊行一瞻视，纵横蔬韭媚君前。"

避居皖南的刁庆恩闻听噩耗，放生恸哭，寄诗云："欲觅桃源学避秦,流亡千里逐风尘,故乡久矣无消息,何意惊传噩耗频。坚贞诚笃式乡邦,义粟仁浆洒不遑,寿世神方欣继武,人琴俱寂剧堪伤。记曾食客就高门,二十余年无闲言,最是难忘风雨夕,殷殷慰我酒盈尊。世运方新曙色开,缘何辞别赴泉台,梓桑物望晨星似,不尽他年挂剑哀。"刁庆恩在诗中言道,渴望抗战胜利后,能在恩公蔡香荪墓前一拜。无奈他一介书生,原本体弱,更兼刑伤,悲愤交加,不久病逝于客地,也未能看到抗战胜利。

1945 年 8 月 15 日正午,日本裕仁天皇通过广播发表《终战诏书》,日本宣布无条件投降。第二次世界大战以同盟国的胜利而告结束。是日,蒋介石对全国军民和世界人士发表广播演说。他激动地说:"正义必然战胜强权的真理,终于得到它最后的证明。"为庆祝抗战胜利,全国放假三日。民众狂欢,噩梦结束了。

9 月的一个清晨,时任陆军第三方面军总司令的汤恩伯抵上海,主持京沪地区日军受降仪式。蔡小荪拿着印有"停泊在东京湾的密苏里号主甲板上,日本新任外相重光葵代表日本天皇和政府、陆军参谋长梅津美治郎代表帝国大本营,在投降书上签字"的《申报》,跪倒在蔡香荪的灵前,大放悲声:"父亲,日本败了,您可含笑九泉了!"

❧ 第三章 ❧

一　蔡小荪幼学开蒙

随着父亲蔡香荪去世，蔡小荪自然接了父亲的诊所，蔡氏妇科的第七代传人开始了他自己的人生传奇。

1923 年，蔡小荪出世，为了纪念早逝的蔡小香，分别用了祖父小香的"小"字以及父亲香荪的"荪"字，取名小荪，字一仁，号兰苑。作为蔡氏妇科嫡传，望子成龙乃是人之常情，当时蔡香荪虽然忙于诊务以及各种社会公益事务，却从来没有对儿子的教育有半点疏忽。在蔡小荪 5 岁时，即聘请老师到家里来教学。9 岁时，请了清代的老秀才、昆山的顾荫轩夫子来家中教学国文，这位顾夫子乃明末清初杰出的思想家、经学家、史地学家和音韵学家，与黄宗羲、王夫之并称为明末清初三大儒的顾炎武先生的后人。

当时，按照清末的风俗，办了酒席，举行了正式的拜师仪式，以表示对老师的敬重。教书期间，蔡家每日晚上必备酒款待，由此可见蔡香荪对教育的重视。当时，蔡小荪在顾夫子的教导下，学习了《古文观止》、《论语》、《孟子》以及唐宋八大家的古文诗词等。闲暇时，顾夫子会对他说一些历史掌故，说起顾炎武反清复明的事迹，以及经世致用的学风，博学于文、行己有耻的为学宗旨和处世之道，深深印刻在蔡小荪的脑中。当时的中国，内忧外患，东三省在日本的

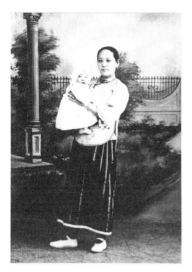

蔡小苏与母亲 ＞

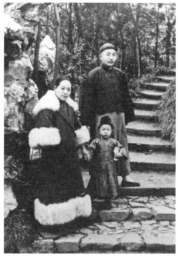

蔡小苏与父母亲 ＞

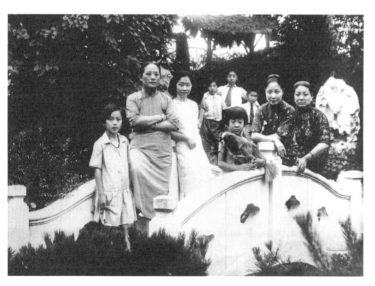

幼时蔡小苏（左四）与母亲（左二）及亲戚 ＞

83

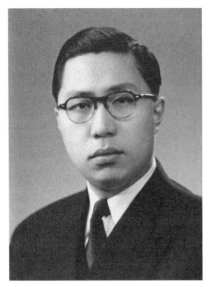

> 蔡小荪

铁蹄下全部沦陷，顾夫子在开蒙的第一课，便写了"天下兴亡匹夫有责"这八个字让蔡小荪临摹，顾夫子道："一仁啊，这是师祖顾公亭林的名句，作为中华男儿，始当记之，将来驱逐日寇，还我河山。"蔡小荪若有所思，点头称是。

稍长，蔡香荪又先后延聘了清代举人李又辛夫子、书法家宜兴沈瘦石夫子教习蔡小荪诗文，还请著名武术家朱国福之弟朱国祥教练拳术。每天清晨5点半，蔡小荪就起床了，朱国祥教头早就在后花园等候。这位朱教头，生得浓眉大眼，扎一条宽宽的板带，神情威武。蔡小荪在朱教头的传授下，习得一趟少林罗汉拳，一趟太祖长拳，打起来虎虎生风，深得朱教头赞赏。闲聊时，朱教头向蔡香荪说起："孺子可教，但习武最苦，为何要让世子受此磨难?"蔡香荪捻髯正色道："国祥有所不知，吾辈医家接触病人，自身须金刚铁骨，邪不可侵也，吾与大侠霍元甲相熟，若不是元甲英年早逝，吾便让一仁去精武会，学他的迷踪拳了。"朱教头恍然大悟，而蔡小荪健壮的体魄，在那时便打下了基础，他也喜欢武术，有一段时间，晚饭后还会让父亲领着，去精武体育会看打拳。

每天晨练结束，蔡小荪就一头扎进家里的书房，除了过年休息四天外，平时没有周末。上午 9 点至 11 点，下午 14 点至 16 点，读书背诵，还要用蝇头小楷写作文，从幼年到少年，蔡小荪写过的作文与诗歌，有数百篇之多，如有"日

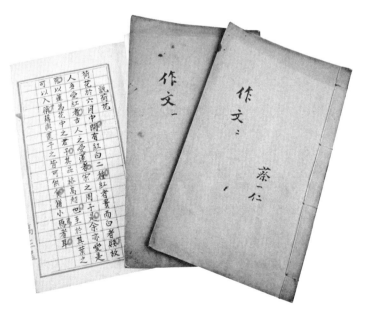

蔡小荪幼时作文 ＞

落西山夕照红，游人缭乱绿阴中，回头犹爱峰千笏，兀立半空景不穷"等外出游记七绝诗，还有"秋来风雨多，平地几成河，豪客凭车渡，贫民可奈何"等描述季节节气的五绝诗，另有"冲锋杀敌正威风，爆竹声中心更雄，一路红旗看不尽，万家拍手庆奇功"等记述战争的诗，均保存完好，他的书法从稚嫩到娴熟，诗文涵盖广阔，立意新奇，先生用朱笔批阅，可圈可点之处比比皆是。

在蔡小荪的记忆中，最得意的便是他的诗文得到家中客人的齐声喝彩。蔡府总是高朋满座，母亲张瑛好打牌，当年上海滩名流、政客的女眷大多与蔡母交厚，常在蔡府打牌，上海滩三大亨黄金荣与杜月笙的太太，著名教育家章士钊的太太，法租界华董魏廷荣的太太等，都是蔡府常客。蔡小荪写毕一篇诗文，便喜滋滋地拿给这些正在打牌的女眷看，引来一片赞叹。此时，母亲就慢吞吞地说："一仁啊，大人在搓麻将，小孩子不可以在边上的哦。"章太太常带年幼的女儿来蔡府玩，这女孩便是章士钊之女章含之，章太太十分宠爱，一口一个"宝宝"地叫，令年纪相仿的蔡小荪常常忍俊不禁。

在良好的教育环境中，蔡小荪从小就积累了深厚的中国传统文化底蕴，初步形成了其"诚仁儒雅"的个人品质，也培养起了广泛的兴趣爱好。京剧、武术、马术、游泳、旅游、摄影、打猎、开车等都是他非常喜欢的，尤其是京剧。

蔡小荪迷上京剧是在精武体育会里。

精武会前身是著名武术家霍元甲于 1910 年在上海创办

的精武体操学校，是以教授、弘扬中华武术，培养革命力量为主要活动和任务的群众性武术团体，也是中国近代体育史上历史最悠久、成立最早并有深远影响的民间体育团体。最初会址设在闸北旱桥以西王家宅。霍元甲亲自授拳，还有其徒刘振声及后来赵汉杰、陈其美、农劲荪也常来会指导。孙中山先生赞扬霍元甲"欲使国强，非人人习武不可"之信念和将霍家拳公之于世的高风亮节，亲笔写下了"尚武精神"四个大字，惠赠精武体育会。霍元甲突然逝世后，精武体操会几经搬迁，迁入提篮桥倍开尔路的新会舍，并更名为"上海精武体育会"，步入了壮大与繁荣时期，开创了前人从未涉足的领域。

霍元甲与蔡香荪是朋友，蔡小荪很小就随着父亲去精武会"见世面"，后来还当过精武体育会副会长。

那时候，精武体育会里有图书馆，还教授国粹，比如京剧、围棋等。每次去精武会，蔡小荪看舞刀弄剑，蔡香荪便端一把椅子泡一壶茶看人教授京剧。少年心性，蔡小荪有时看拳看得寡味，便逛到父亲身边，也驻足而听，一来二去，居然喜欢上了西皮慢板。蔡香荪见状，便请了老师上门教授，不想蔡小荪悟性极高，身段唱腔居然有板有眼。

12岁时，蔡小荪软磨硬泡着父亲，给一次登台亮相的机会。父亲吃纠缠不过，答应了蔡小荪。第一次登台是在精武体育会，蔡小荪鼓足了勇气，他唱的是《武家坡》，在门帘里一句倒板"一马离了西凉界"，居然得到满堂彩。从此，亲朋好友结婚、做寿他都去演戏。稍长大些，蔡小荪还拜了

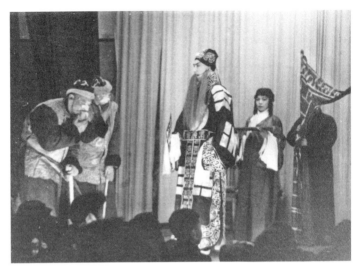

> 蔡小荪京剧演出照

著名谭派票友许良臣为老师，专门唱谭派，学了三四出戏。

这一日，蔡香荪家来了两位尊贵的客人，蔡香荪的好友，京剧大师梅兰芳和他的夫人福芝芳。1932年，梅兰芳从北京迁居上海，而20世纪二三十年代，梅兰芳集京剧旦角艺术之大成，融青衣、花旦、刀马旦行当为一炉，创造出独特的表演形式和唱腔，世称"梅派"，影响很大，而当时的男旦艺术在京剧史上出现了"梅尚程荀"四大名旦，整个京剧发展步入了巅峰时期，这是京剧走向兴盛的重要标志。

宾主落座，寒暄让茶，蔡香荪为福芝芳把脉开方后，一时兴起，对梅兰芳道："鹤鸣，犬子也在学梨园，可否让他给你唱一段，老弟点拨一下怎样？"

"令郎也爱梨园，那再好不过，快请出令郎。"梅兰芳道。

第一次在京剧大师面前表演，蔡小荪丝毫没有怯意，当下一段《武家坡》字正腔圆，他感觉到这位着一身黑色西装、容貌清隽、眉目生辉的叔叔十分可亲，目光中有明显的赞许之意，唱罢，蔡小荪垂手侍立。

梅兰芳鼓起掌来，福芝芳更是一把将蔡小荪搂在怀中。"很好很好，贤侄唱念俱佳，看来梨园又要多一新人，耀璋兄，你舍得让一仁弃了杏林，改投梨园梅某门下吗？"梅兰芳打趣地说。

"鹤鸣见笑了，一仁，快请梅叔叔指点一二。"蔡香荪拱手道。

"一仁，今天我们不说唱得怎样，叔叔就说说题外话，你知道梅派是什么呢？"梅兰芳道。

"就是旦角呀——"蔡小荪嗫嚅道。

"梅派，也和其他流派创造者一样，先是走承师之道，而后在承师的基础上，走自己的新道路。梅派最大的特点就是没有特点，抓住某一个特点很难抓，讲究的是范本之美，无论一招一式、一字一腔、发声运气都强调非常规范。一仁，我不懂中医，不过我想，将来你一定是子承父业，对你家蔡氏妇科的学习与发展，其实也是一样的吧。"说罢，梅兰芳看了一眼蔡香荪，见蔡香荪频频点头，就又微笑着说道："广博学习，取各家所长，将来蔡氏妇科就在一仁身上了。"

年少的蔡小荪似懂非懂，暗自点头。

二 十年窗下苦功成

有了一定的中国传统文化功底后，11岁时的蔡小荪，开始正式接触医学。当时，父亲聘请了《药学大辞典》编者之一的峡石吴善庆师，以及编撰《吴氏儿科》、《病源辞典》等书的海宁吴克潜师，讲习医学，主要读《黄帝内经》、《伤寒杂病论》、《本草纲目》，一般是选章节背诵。必读的书还有《内经知要》、《伤寒条辨》、《金匮要略心典》、《本草便读》、《汤头歌诀》等。老师为了提高他的兴趣，常在讲课时穿插一些有趣的故事，并循循善诱，使他喜欢上了中医，并打下了扎实的基础。

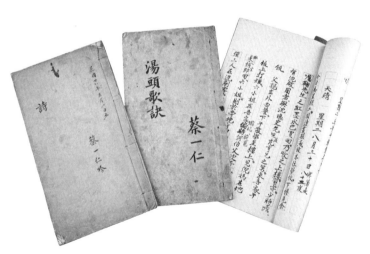

> 蔡小荪手抄《汤头歌诀》

蔡小荪的童年以及青少年是在民国时期度过的，当时，西方医学以其规范的诊疗方式以及显著快速的疗效而渐深入人心，中医学的地位在此环境中摇摇欲坠，1929年余云岫废除中医案最终虽没有成功，但当时政府的态度，虽明言中西并重，实际行动却是重西轻中，明显是一副任其自生自灭的态势。当时，作为医学院校主办力量的外国教会，传播的知识全部为西医学而不可能有中医学，这激起了中医界人士和其他爱国知识分子对中医的振兴愿望，他们开始效仿兴办中医学校以保存和继承祖国医学，传播知识，培养人才。

1935年12月，沪上名医朱南山先生与其子朱小南开始筹建新中国医学院，于1936年2月正式成立，该校以研究中国历代医学技术，融化新知，养成国医专门人才为目的。该院与上海其他中医院校的最大区别是设立了研究院，该研究院"以实现国医科学化，养成国医高深人才以供社会需要，并以科学方式证明国医理论及治疗经过，以供世界医学者之研究为宗旨"。当时，学校还延聘了西医来讲学，学员遍布全国各地包括港台，以及新加坡、马来亚、缅甸等地。

朱南山，江苏南通人。家贫好学，拜南通儒医沈锡麟为师，宗张子和学派，以治时疫重症成名于乡里。朱氏擅妇科，注重调气血，疏肝气，健脾气，补肾气，自拟《妇科十问口诀》，以治妇科杂病及不孕症著称。

朱小南，朱南山长子。20岁时，悬壶于上海，统治内、外、妇、儿各科；中年以擅治妇科而著称。1936年协助其父创办新中国医学院，先任副院长，后继其父任院长，建国后，朱氏参加上海市公费医疗第五门诊部工作，兼任上海中医学会妇科组组长。

本身接受过新式学堂教育熏陶的蔡香荪，见有如此一所新式中医院校建立起来了，且筹建之人也擅长妇科，经再三考虑，将14岁的蔡小荪送入刚成立不久的新中国医学院，进行系统的中医理论学习。1937年，蔡香荪任中国医学院副院长，便将蔡小荪转入中国医学院学习。1939年，17岁的蔡小荪毕业于中国医学院第十三届，再一次聘请吴克潜到家里来教授各科专业知识。同时随父襄诊，由父亲亲自带教妇科。

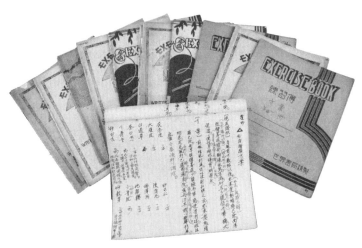

> 蔡小荪学医笔记

门诊上，蔡香荪一边认真为病人诊治，一边耐心为儿子讲解。诊余之暇，还每每讲述先祖治病经验，常说："医之审症，贵乎精详；临证立方之理法，古今一也，但具体方法，则应知权变，盖天时有变化，地理有南北，寒温燥湿不同，人之体质有强弱，老幼男妇有别，习性各异，不可不察也。徊溪《医学源流论》曰：'人禀天地之气以生，故其气体随地不同……皆当随地制宜。故入其境，必问水土风俗而细调之。'故治病可宗古人法，但不可泥古人方；当因地制宜，审证明辨，胆大心细，对症下药。"对于父亲的传授，蔡小荪一直铭记于心。

跟了门诊多日，蔡小荪观察父亲临床处方，一般不超过12味药，剂量轻者1—3克，重者也不过12—15克，且是常用之品，便趁诊余间隙，问道："父亲大人，我这几日跟您门诊，见您用药轻灵，如调经之柴胡、青皮、枳壳常用5克，公丁香、降香、木香、佛手、玫瑰花等品仅用1—3克。每剂总量大多在70—100克之间，但病人服后却是效如桴鼓，这是怎么做到的？"

蔡香荪答道："蔡氏女科用药注重一个轻字，非轻不灵，非轻不捷，非轻不和，尤其反对诸药堆砌或用大剂猛攻，免耗气、劫阴、伤肝、碍胃之流弊。这是祖上传下来的经验。其中最重要的秘诀是抓住疾病本质，审时度势，不轻易滥用一药，力求药力适度，直达病所，中病即止。这种功夫需要在临床上慢慢历练。"蔡小荪听罢，点点头，若有所思。

一日门诊结束后，程门雪先生带了一位青年才俊前来拜访蔡香荪，称是何氏内科传人何时希，想要得到蔡香荪的点拨。程门雪（1902—1972），中医学家，毕生致力于中医临

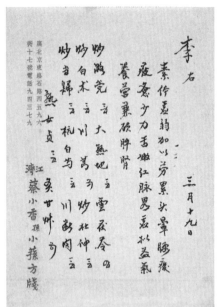

> 蔡小荪处方

床和教学工作，对伤寒、温病学说有深邃的理论造诣，博采古今，熔经方、时方于一炉，善用复方多法治疗热病和疑难杂症，用药以简洁、轻巧、灵动见长。

程门雪说道："香荪先生，蔡氏先代曾学于何氏先代，若叙辈次，则蔡先生长于时希一辈。"蔡香荪道："门雪所言极是，蔡何二家渊源深厚，先祖枕泉公曾学于上海青浦县重固镇何氏二十三代世医书田先生，我治妇科，颇得力何书田《竹簳山人医案》，今必将以学于何氏者复还何氏，方不疏先代之旧谊。"于是，何时希便时常前来门诊学习，正好与蔡小荪做个伴。

在父亲的悉心教导下，蔡小荪初步体会到了"妇人以阴

94

血为主，理气为先；主冲任，重肝肾，顾脾胃"的蔡氏女科治病精髓，并基本掌握了治疗女性常见疾病如月经不调、痛经、崩漏、带下、恶阻、脏躁、产后疾病等的基本辨治思路以及常用效验方。因此，蔡小荪跟诊不到半年，便转而成上午跟父亲抄方，下午即独立门诊，临床遇到问题可随时请教父亲以及老师。当时，蔡香荪的挂号费一般为一元两角，蔡小荪减半，为六角。

蔡小荪刚开始独立门诊，一切都感觉新鲜，接待病人也较少，故而对待病人十分耐心，且是有问必答，病人们都大赞"小医生甚好"。蔡小荪曾作《悬壶之喜》一诗道："十年窗下苦功成，今日悬壶试一鸣，行见杏林春色满，万家生佛共心倾。"表达了他对终成为一名济世利人医生的欢喜之情。

三 蔡小荪姻结王慧芬

1940 年一个秋夜，初秋的肃杀笼罩着这座城市，孤岛上海虽然已经沦陷，但租界的生活还在继续。

蔡小荪与几位朋友在四川路上的新亚大酒店小聚，这座建于 1934 年的建筑，其菜品与环境在当时很有特色，尤其是那里的西餐，味道纯正。这些朋友边用西餐，一边聊起近来在上海发生的两宗刺杀案，一宗是上海三大亨之一，投靠日寇的汉奸张啸林被青帮弟子林怀部击毙，另一宗是伪市长傅筱庵被厨师阿朱乱刀砍死，这两桩案件扑朔迷离，街头巷尾传得沸沸扬扬。

席间，蔡小荪注意到一同而来的一位女子，着一件素色旗袍，静静地听别人说话，并不太活泼，也不插嘴，听到有趣处莞尔一笑，看着文静大方，聪慧文雅，两只眼睛特别有神。蔡小荪一见倾心，便找了个机会与其攀谈了起来。

她叫王慧芬，16 岁，在淮海路上的启秀女中读高中，蔡小荪听罢"哦"了一声。他深知这个启秀女中，是沪上一所以教学严厉、出身高贵、学费不菲而闻名的教会学堂，建于 1905 年，有专门的嬷嬷教导礼仪，据王慧芬讲，学校非常注重生活、仪态和行为，坐姿不正确会受到嬷嬷的责骂，而她们四五个女孩子在校园的马路上并排走路，也会受到嬷嬷的训斥，教导她们这是不合礼仪的做法。那天晚上，虽是第一次见面，尚有所拘束，但两人还是交谈甚欢，聚会结束后，蔡小荪开车将王慧芬小姐送回了家。

因为从事的是妇科，在蔡小荪 17 岁跟诊的时候，母亲就开始在他的耳边唠叨起娶妻之事："一仁啊，你还没结婚，许多妇女之事都不了解，如何看诊治病呢?"父亲对此也颇为注意，也在帮儿子留意佳偶。蔡小荪曾写过一篇题为《择配》的作文，讲道："人不可无良好之配偶，然配偶果佳，则家道兴旺，若其配偶不良，则致家道衰矣""余每见人家之配偶，视其容貌，非不娇而美也，论其门第，非不富而贵也，然问以相夫之道，孝事舅姑之礼，治家之策，则茫然不知其所以，而所知者惟装饰、游戏、挥霍而已，呜呼，于是夫妇之道苦，家庭之变起，盖无不由于此也。故择配不可不慎也。"可见，蔡小荪之前就已经知道自己需要一位什么样的伴侣，而当王慧芬出现在他面前时，他就知道，她是他的意中人。

后来，他们又在朋友聚会上见了几次，每次聚会，两人都有很多话题可谈，朋友们也渐渐意识到其中的微妙变化。果不其然，最后两人恋爱了。男女双方各自将对方的情况告知了父母，得到了父母支持。王慧芬有位近亲"小外公"，是沪上公济医院（现为上海市第一人民医院）大内科主任，是清朝至民国时期第一批公费留学国外的学生，曾担任过上海市红十字会会长，提及蔡小荪父亲蔡香荪，也是早有耳闻，十分亲切。这两家可称得上是门当户对，于是商议，择了 1941 年的一个吉日，3 月 30 日，在上海大世界对面的红棉酒家办了订婚酒宴，红棉酒家是当时沪上最顶级的酒店之一，当时邀请的亲朋好友共有 18 桌，可谓隆重。

　　一切进展顺利，沉浸在订婚喜悦中的蔡小荪，意识到自己已长大成人以及身上肩负的责任，更加精进以提高自己的临证水平。然而，1943 年的冬春之交，父亲蔡香荪却病倒了，发烧好几天都不退，于是被送往同德医院治疗，当时诊断为伤寒，由于病势凶险，蔡香荪最终没有被抢救过来，于当年夏历六月不幸逝世。当时蔡小荪在外，没来得及赶回来见父亲最后一面，令他深感遗憾与悲痛。

　　按照旧俗，父母亲死后本应守孝三年，不得结婚，但鉴于蔡小荪妇科医师之特殊情况，为便于临床，母亲做主在其父去世还未到百日之时，将婚事办了，这在当时习俗上称作"百日红"。

　　于是，就在父亲去世不到百日，蔡小荪结婚了，婚礼就定在国际饭店举行，由蔡香荪的老友赵正平为证婚人，他是

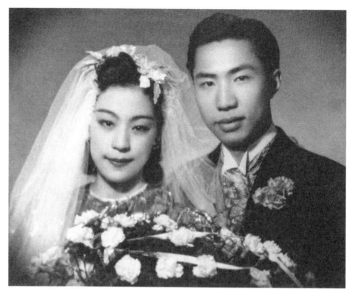

〉蔡小苏与王惠芬结婚照

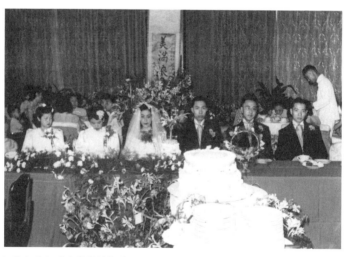

〉蔡小苏与王惠芬结婚场景

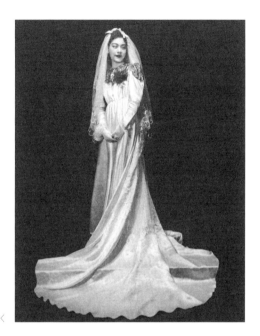

王惠芬婚纱照 〈

香荪公参加同盟会时的老友，其子华荪是香荪公的寄子。民国时期著名政客、外交官褚民谊，蔡香荪的另一位朋友，特为婚礼写了"美满良缘"书轴，当时被悬在了婚礼现场，增添喜气。

此时，蔡小荪尚未走出失去父亲的悲痛，难掩其情，整个婚礼上愁眉紧锁，丝毫没有欢喜之感。王慧芬知道丈夫心中悲痛，全程紧紧握着丈夫的手，并协助婆婆招呼前来参加婚礼的宾客。

"慧芬，今天让你受委屈了。"当夜，等宾客散去，进了洞房，坐在床沿，蔡小荪对妻子说。

"一仁，我知道你的辛苦，你放心，这个家，我和你一起撑下去，不会让婆婆他们担心的。你就只管好好行医，我就照顾好家里。"王慧芬柔声说。

"本来，要不是日寇侵略，父亲也不会郁郁而终，父亲的好友梅兰芳叔叔和麒麟童叔叔都说好，等我结婚要给我唱堂会的，如今，梅叔叔蓄须明志不再登台，周叔叔在租界演剧救亡，遭到日寇恐吓，而我父亲已经撒手人寰。风雨飘摇，也不知何时可见光明之日。唯有继承父亲衣钵，做个本分的医人，救不得国，救一救病中苍生也好。"蔡小荪道。王慧芬深情地注视着丈夫，她看到了这个男人身上的责任和勇气。

四 蔡小荪恪守儒医家训

古人云：三十而立。父亲去世，蔡小荪只能二十岁便独立门户，他对父亲留下的医书勤习深研，师古不泥，博采众长，学以致用，求诊者接踵。

虽稍逊于其父蔡香荪，然而蔡小荪也是日诊百人左右，效多应手，这主要得益于从小受到的良好教育，基础扎实。他秉承祖训，乐于为善，也像父亲一样行医做人，济世为怀，治病不问贫穷贵贱，一视同仁。有一次，门诊上来了一位贫病交加的崩漏患者，由于每次经行量过多如注，大量的失血造成严重的贫血，脸色黄如蜡，而因为家境贫寒，每次看病都走上好几里路，不舍得坐车。见此情况，蔡小荪不仅不收诊金，还掏钱给她，让她买些血肉有情之物，坐车回去。像这种贫穷病人，他见一个便助一个。

蔡小荪恪守蔡氏传业的两个准则：一是医生治病救人，应不计报酬；二是应终生做好事，以弥补工作中难免的差错。二十余岁的蔡小荪在门诊上诊察疾病时，严肃谨慎，举止庄重，认真细致，一心专注医事。

人们常说他少年老成，其实这是他不得已而为之的。父亲蔡香荪曾经告诫：作为妇科医师，尤其是男性妇科医师，诊病时不得多语调笑。以前蔡小荪还不以为然，门诊上发生的一些事情，让他意识到父亲的告诫是有道理的。因为长相英俊，谈吐斯文，蔡小荪颇得患者好感，有些年轻女病人便生了念想，有时会在脉诊下塞一张电影票，约他看电影；有时会夜间打电话来，约去喝咖啡，甚至笼络家中的司机。

曾有一位开广东菜馆的女病人，一直在蔡小荪门诊看病，后来康复了，为了答谢他，亲手烧了烧鹅、油淋鸡等几个粤菜，放在食匣中，提了食匣特地带来诊所，蔡小荪推辞不过便接受了，到了中午，他打开一看，见里面还有一个信封，拆开看全是英文，蔡小荪猜想大概是一封感谢信，便毫不在意地放到一边去了。后来妹妹正好来了，见到此信，便拿给隔壁潘家伯伯会英文的大哥去看。那大哥看了，哈哈大笑，说是款款情诗，是那女病人芳心吐露，把看病的医生当做情郎。蔡小荪面红耳赤，尴尬不已。

诸如此类的事情，在蔡小荪的门诊上时有发生，所以，蔡小荪必须装得少年老成，在诊室总是言简意赅，专注医事，从不说是道非。即使患者问及、比较前医处方技术如何如何，他也总是恪守儒医家训，与人为善，说道："这位医生好。"从不贬低他人抬高自己。

当时的名医丁济万、谢观、程门雪等前辈同道们，均称蔡小荪为将门虎子，小辈英雄。1945 年底，蔡小荪被聘为上海中医师公会委员及江湾崇善堂董事，父亲蔡香荪也曾为该堂董事，做了很多公益之事，据《宝山县再续志》中记载，江湾崇善堂慈善会施医局，于民国十七年（1928 年）五月成立，专用中法施诊贫者给药，年支经费四百余元。而蔡小荪与父亲一样，义诊施药，并无懈怠。

五　遇劫匪蔡小荪死里逃生

抗战结束，内战兵锋又起，上海通货膨胀，物价高涨，贪腐横行，蒋经国的"打老虎"失败，上海这座不夜城在纸醉金迷中，迎来了隆隆炮声。

在这段日子里，蔡小荪心无旁骛，一心钻研医术，声名日隆。但是，他的身边，许多有一定财力的亲朋好友都准备离开上海，有的要去香港，有的要去美国，不少人劝他同去国外。

"哥哥，这些亲眷都准备走了，这个仗看来国民政府打不赢了，你和姐姐要不要一起动身去香港呢？在那里，你一样可以行医，总比现在提心吊胆好，也不知道将来局势怎样呢。"一天，义妹新宝来家，闲聊时，说起此事。

"妹妹，你哥哥主意大，不知多少人劝过他离开，他说，我走了，那些跟了我们蔡家几十年的老病人怎么办？"妻子王慧芬在一旁说道。

蔡小荪一笑："妹妹，你姐姐是懂我意思的，我根在上海，病人离不开我，我也离不开病人，将来不管局势怎样，国民党也好，共产党也罢，人生了病总要看医生的，我哪里都不想去，悬壶济世，就在这片土地上为老百姓看病。"

转眼到了 1949 年，解放战争中的三大战役已胜利完成，人民解放军成功强渡长江，并解放了南京，很快兵临上海城下，国民党守军扬言要死守大上海，一场攻城战就此爆发，最终以共产党的胜利而结束，5 月 27 日，上海就此解放。

刚解放那段时间，土匪活动十分猖獗，打黑枪、绑票、抢劫等时有发生。那是解放后的第三天，蔡小荪与平时一样，一大早出诊，刚想下楼，便见楼下有几个一眼看去就不像是病人的陌生人进入，一边往里走，一边四处张望，蔡小荪感觉事情不妙，立即将通往里屋的外门锁好，"关了门，总安全了"，他想。

谁知，当时母亲卧房在二楼，母亲也听说有情况，命人出去张一张，便将锁好的门又打开了，随即，几个持枪的黑衣人便将佣人及母亲挟持住了，蔡小荪连忙向前走去，一支黑洞洞的枪口对准了他的前胸，一个匪首冷冷地道："把你家值钱的东西都拿出来，否则就要了你的命。"

蔡小荪对枪不陌生，他本是个枪迷，很早时就常常与三五好友结伴去郊外打猎，用的是一支双筒猎枪，打野鸡、野兔和候鸟，他的枪法不错，经常在猎物奔跑或者飞翔时，一枪击中。国民党上将徐祖贻，曾在台儿庄战役中担任李宗仁的参谋长，也是蔡香荪的老友，在上海光复后前来探望过蔡家，悼念这位老友。当他知道蔡小荪喜欢枪，便送了一支德国毛瑟自备手枪给他防身。蔡小荪当时就向警察局申请合法取得持枪证，除了兴趣爱好外，更是因为时局实在太乱，有强盗横行，有枪在身，可以备不时之需。

　　此时，蔡小荪一眼认出，黑衣人手里握着的 C96 盒子炮，能打二十响，黑衣人用枪顶在蔡小荪胸口，一步一步逼着他往楼上倒退。

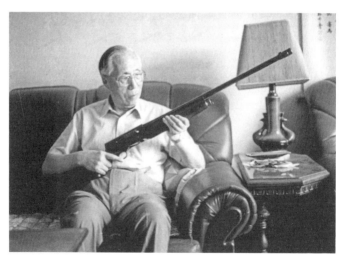

〉蔡小荪持枪照

捐 贈 證 書

蔡小蓀 同志：

捐 贈 的　美國 12#立明登 (Remington)
五連發獵槍 1 支
槍號：750735 烙印號：0011670

已 為 我 館 收 藏 特 頒 此 證

上海公安博物館

編號：003086　　　二〇〇一年 十二月 七 日

当时由于从楼上走得急，蔡小苏没有随身携带那支自备手枪，被持枪匪徒慢慢逼到楼上卧室，心想："在梳妆台的抽屉里放着那支枪，将匪徒引到那里或许有机会反攻。"但正当他想打开抽屉取枪时，听得后面又来了一个匪徒，于是便打消了念头，因为即使他拿枪击毙了控制他的那个匪徒，也很有可能遭背后的毒手。

"这里有一盒子弹，这人肯定有手枪。"一个匪徒拉开抽屉叫道。顿时，楼上的匪徒都将枪口对准蔡小苏脑门，"把枪交出来！"无奈，为求自保，蔡小苏只能将这支藏在抽屉暗格的小手枪交给匪徒。

此时，有几个匪徒在老太太的房间，找出一大包用真丝袋装的首饰珠宝，那是蔡家为避战争之祸而作撤离准备的全部金银细软、首饰家当，两辈人的积蓄。匪徒们大笑，直呼"发财了"，抢了东西后，匪徒们便拉断了家中电话线，拿枪指着蔡小荪叫他送他们出门，下了几级楼梯，听得下面有人在说"在上面做掉算了"，蔡小荪一听，立即紧张起来，感觉此话不善，当机立断，分秒必争，飞步跳上数格楼梯，转身急奔房内。因送盗出门时留心观察周遭情况，那扇通往里屋的弹簧门锁舌原已伸出，故一进门立即将门关上自动锁住，取出猎枪，寻找子弹装上，快速开窗，下面即本宅大门，居高临下，即可向盗匪射击。无奈寻找子弹等延误了时间，盗匪已四散逃去，只得向空开枪示警，已无济于事。

　　时因上海解放前后，时局混乱，土匪乘机浑水摸鱼，大户人家遭抢的事件多有发生，而且常伤事主。这次遭抢令蔡家损失惨重，家道就此中落。但蔡小荪认为，当时若非机智果断，行动迅速，必遭盗匪毒手，还算不幸中之大幸。

　　不过，没过多久，蔡小荪家里又遇到过一次险情，家里进了贼。

　　这一天夜晚，蔡小荪多读了几页医书，倦意上来，便上床睡了，妻子早已睡熟。睡至半夜，蔡小荪突然被房间内一阵窸窸窣窣的声响惊醒，同时发现手电筒的亮光。蔡小荪一惊，顺手开了床灯，一个戴着口罩的汉子蓦地站在面前，电筒照在蔡小荪面上，一支短棒指在他的眉心，"不许动，把钱都拿出来！"

蔡小荪一惊，他知道家里进了贼，此时妻子王慧芬也被惊醒，睁着迷迷糊糊的眼睛不知所措，蔡小荪知道，此时绝对不能慌乱，目前敌情不明，卧室的门还敞开着，贼说有同伙在外面，不知这贼是否还真有同伙，他决定先与贼人周旋，见机行事。

"钱我有，但是哪个人睡觉会放在身上，你容我下床给你拿，请你不要伤害我们。"蔡小荪从容道，一边观察卧室门外的动静。

外面没有动静，这蒙面汉子焦躁起来，压低声音道："不要耍滑头，你去拿钱，要是拿不出钱，我一棍打碎你老婆的头！"说着，示意蔡小荪下床取钱，同时，这根短棒对准王慧芬的面门。

蔡小荪心里盘算，不管外面是否真有同党，先把这卧室门反锁，自己毕竟学过一些功夫，对付一个贼人还有胜算。想罢，他下床装作去找抽屉，突然转身，先动手向贼人发起攻击，然后边打边退，一个箭步蹿到门边，乓地一声关上房门，同时反锁了门，这一连串动作做完，他心中稍定，可以专心对付这个贼人了。此时，这蒙面汉子的短棍就到了，他也不顾王慧芬了，对着蔡小荪的后背就是一棍，蔡小荪扭身躲闪，"砰"地一声，这短棍打在门上，发出一声大响，震得这蒙面汉拿捏不牢，脱手飞出，蔡小荪见这贼失了器械，胆子更壮，放手一搏，与之交上了手，而王慧芬乘此机会，也下了床，推开窗户大声喊叫："抓贼啊！"

这蒙面汉显然是个练家子，手底下颇有北方大力鹰爪拳的路数，使了一招"海底捞月"，直取蔡小苏下阴，这一招很是毒辣，如果被击中，就有性命之虞，蔡小苏见势不好，连忙出手封堵，那人突然变招，"双龙抢珠"，两根手指直插蔡小苏双目，情况危急，险象环生，蔡小苏来不及用手招架，情急之下将头一偏，一口咬住了贼人的手指，"哇"地一声惨叫，贼人的手指鲜血并流，战局顿时发生变化，此时蔡小苏抖擞精神，一个虎扑，"双峰贯耳"，又一招"力劈华山"，正中贼人面门，"扑通"一声，贼人翻身倒地，这一下伤得不轻。

　　交手其实只是电光石火，须臾，楼下的男佣赶来，帮助蔡小苏捆住了贼人双手双脚，按倒在床边。不久，公安人员赶到，经过询问，才知道此贼是隔壁邻居的一个亲戚，并无同伙，见蔡家家境殷实，遂起歹念。其时在床边柜当场发现有一个装有粉末的玻璃小瓶，而且瓶盖已经开启，后来经化验，瓶子里是剧毒粉末氰化钾，贼人实言，如果不是蔡小苏抢先动手，恐怕早就将毒粉撒在他们夫妻俩面门，这样的话，夫妻俩一命呜呼，而家中金银细软便是他的囊中之物。

　　事后，蔡小苏也感到后怕，好在少年时期练过的武艺没有荒废，胆气和智慧、冷静都在，可以与贼一搏，避免了一桩大祸。后来，据民警相告，这贼判刑五年，在狱中还说，栽在一个中医医生手里了。

六　听号召小苏创联合诊所

解放后，蔡小苏除了古砚台、字画、横轴、扇面之外，又多了一件收藏，那就是每个月的《人民画报》和《解放军画报》，作为一位开个人门诊的中医，他希望从中了解到新中国的蓬勃发展，尤其是对医疗卫生工作上，国家的政策和指向性纲领。这个收藏习惯，一直延续到"文化大革命"中，因生活费拮据，实在无力购买而停止。这两本刊物，从创刊号开始，一期不落，每个月的固定时间，蔡小苏便亲自去邮局或者新华书店购买，小心翼翼地把刊物放在包里带回家。

妻子王慧芬有时候打趣地问："一仁，你好像专门的邮递员了，跑来跑去辛苦吧？何不邮订送上门呢，又方便又不会遗漏。"

"太太，你哪里知晓，我实在是怕邮订的画报送来时封面撕了一个角，或者内页有污损，还是亲自跑一趟保险。你看我的画报，就连几年前的都崭新挺括，像新的一样。"蔡小苏带点骄傲地说。

这些画报信息量很大，对蔡小苏颇有触动，他一有空就反复阅读，陷入思考，直接影响他投身到上海的医疗卫生事业中。

解放前夕，上海市卫生事业机构有公私立医院153所，区属卫生事务所 23 所，工厂医务室 143 所，私人诊所 6000 多所。全市病床总数 10033 张，每千人口拥有病床数 1.99 张，中西医医生 1.6 万人。市民的门诊医疗大部分由私人诊所解决，市郊农村严重缺医少药。急性传染病如霍乱、天花、白喉、伤寒、结核病等时有发生，根据上海解放前 20 年的历史记载，曾流行霍乱 13 次。人口死亡率达 20‰以上，婴儿死亡率达 120‰—150‰，平均期望寿命 42 岁。

建国后，由于认真贯彻预防为主的方针，广泛深入地开展以除害灭病为中心的爱国卫生运动，建立和健全市、区、街道三级防治保健网络，改、扩建一批医疗卫生设施项目，多种传染病、多发病被消灭、控制或大幅度下降，医疗卫生事业有了较快的发展，人民健康水平有了很大程度的提高。

1949 年夏，上海开展了声势浩大的防疫运动，扑灭病媒虫害，改善环境卫生和进行预防接种，有效地防止霍乱的流行。1950 年冬至 1951 年春，又开展以"人人种痘"为主要内容的防疫清洁卫生运动，实行出生婴儿经常性种痘和市民接种牛痘，并作为政府的卫生法令加以贯彻执行。到 1951 年 7 月，在全市范围内消灭了天花。在那段时间，蔡小荪诊务之余，积极参与防疫工作，这些都是父亲蔡香荪生前一直在坚持做的公益事业，他想接替父亲继续做下去，于是担任了黄浦区防疫中队长，还兼任上海中医学会妇科委员会委员，是当时最年轻的委员，与陈大年、朱小南、唐吉父、汪慎夫诸前辈共事，后来又被选为全国中医学会妇科委员会副主委。

1951 年 4 月 4 日，卫生部发布经政务院批准的《关于医药界团结互助学习的决定》，提出"各地卫生机构应动员经过进修与训练的中医参加预防工作"。为了将广大的医师，特别是中医师更好地组织起来，卫生部发布《关于组织联合医疗机构实施办法》，提出"联合医疗机构的组织形式分私人联合和公私联合两种，主要任务是在指定的公立医疗机构的协助下，建立分工合作的医疗预防工作，并可与当地工厂、机关、学校建立医疗委托关系"。至此，联合诊所、联合医院等联合医疗机构，作为公立卫生事业的补充，有了发展的政策依据。

解放后开展的社会主义改造，实质上是促使全社会各行业工作者都走上社会主义道路。在这种情况下，广大个体开业医也在社会主义改造的大浪潮下逐渐走上集体化道路。1951 年 4 月 28 日，在北京出现第一个联合诊所，是由董德慰先生牵头组成的永定门联合诊所。1953 年开始，联合诊所迅速发展，直到 60 年代末农村合作医疗制度推行后，才退出历史舞台。在这近二十年的时间里，它与其他卫生形式如农业社保健站和公社卫生院成为广大基层卫生组织的基本形式，为解决当时基层卫生资源极度匮乏、群众缺医少药的问题，为基层社会的卫生防疫工作发挥了一定的作用。在建国后的第一个十年里，联合诊所的发展尤为引人关注。

1952 年，蔡小荪与陆南山、董廷瑶、张龙孙、丁继华等几位沪上名医，创办江阴路联合诊所（后来改名为牯岭地段医院，即现在的上海广场地段医院的前身）。解放初，蔡小苏响应国家号召，已经积极地参加了中医进修班，学习西医知识，于1951年结业。

创办江阴路联合诊所对于蔡小苏来说，是摸着石头过河，也是被国家政府感召所致。不过诊所的提议，是在蔡小苏家里的饭桌上。

蔡小苏与陆南山、张龙孙等沪上名中医素来交厚，有个不成文的规矩，每周四晚上，这些朋友便来蔡府做客，大家有一个共同的爱好，听京剧。从1952年初至1966年，蔡小苏保持着一个习惯，每逢这天晚上，都会邀请梨园朋友来府上唱几折戏，兴致来时，他也会粉墨登场，唱唱《黄鹤楼》，扮一扮截江夺斗的赵子龙。50年代初，梅兰芳大弟子魏莲芳在友谊电影院演出《黄鹤楼》，蔡小苏客串赵云，与其同台演出，博得了同道们的一致好评。唱罢戏，便开席，这桌上都是相交默契的同行，自是无话不谈，谈笑风生。

这一日席间，陆南山饮过一杯黄酒，对蔡小苏道："一仁，你对联合诊所是怎样看的，我看《解放日报》、《文汇报》近日经常有此报道，听说北京的针灸名家董德懋先生牵头在永定门开了一个，老百姓闻名而来，每天排队要排到一里路外。"

陆南山（1904—1988），浙江鄞县人。五代业医，从父陆光亮学医，22岁悬壶于上海，专擅眼科。后曾任上海仁济医院眼科主任、上海第二医学院眼科教授、医疗系二部中医学教研室主任、中华医学会中医学会理事等职。

"联合诊所是政府号召的，南山兄，据我所知，现在防疫任务非常繁重，为使防疫工作更有效地进行，国家逐步要求全体卫生人员参加政府防疫工作，以补充防疫卫生力量的巨大缺口。另一方面，将社会开业医务人员由个体开业状态，逐步纳入国家和集体医疗卫生机构，也便于有计划、有组织地进行医疗预防工作，更好地为人民保健事业服务。"蔡小荪想了一下，把自己作为黄浦区防疫中队长参加防疫工作的情况向大家说了一回，饭桌上，几位名医各自沉凝点头。

董廷瑶接口道："诸位，我对现在上海已经开办的联合诊所，实实在在有过考察，实事求是讲，有利于提高卫生技术人员的社会主义觉悟和业务技术水平，适应社会主义建设的需要。据我所知，根据业务范围和类型的不同，联合诊所的成员中有中医——大多为经进修的中医、西医、护士、助产士、药剂员、财务人员及勤杂人员。在成立之前，联合诊所成员须经卫生主管部门对其资格进行审查，特别是政治面貌、技术水平和群众威望等，并对其选址和可能发挥的作用进行评估。如果联合诊所的成员技术水平太低，资质很差，在群众中没有威信，那是不准开业的。"

董廷瑶（1903—2000），出身于浙江鄞县中医世家。弱冠之年，其父病逝，即继祖业，独立应诊，以其家学渊源，医术精湛，名闻江浙。抗战避难迁沪，悬壶上海，专擅幼科，名噪遐迩，享誉海内外。后历任静安区中心医院中医科主任、上海市中医文献馆馆长、上海市中医门诊部顾问等职。从事中医工作七十余年，以其学识渊博，医术精湛，医德高尚，救治危重病儿无数，被尊为当代中医儿科泰斗。享受国务院特殊津贴。

蔡小荪点头道："我也听说了。上海最早开的那几家联合诊所，的确成员技术水平高低不齐，技术较好的医生把加入诊所当成一种负担，而技术较差的又影响诊所的业务收入，导致收支不均，难以长期维持。所以，联合诊所的成员很要紧，技术水平不高的要培训。我也听到有些同行对此的态度，一种是怕受损失——群众信仰的、业务好的医师，怕组织起来个人利益受到损失，怕别人揩油；一种是无所谓——技术水平中等，经济收入一般，能维持自己生活的医师，抱着人家加入我也加入的想法；第三种是提升自身，想尽快加入联合诊所，并希望与医疗技术好、群众威信高的医师联合办所，一方面解决自己的生活困难，另一方面可以不断提高自己的技术水平；第四种是怀疑政府，对联合诊所的性质还不明确，对卫生政策表示怀疑，怕将来会像私人工商业一样被改造，但又不敢拒绝参加。当然，还有最极端的一种，不予理睬，根本不愿意参加，他们坚持个人利益。"

陆南山听罢，站起身给自己和几个同行斟了一杯酒，道："观望的都有一定道理，不过，我看这联合诊所的体制结构还是值得称道的，诊所由个体开业医联合组成，人数不等，实行独立核算，自负盈亏，民主管理。成员自筹资金，设所务委员会，设主任一人、副主任一到二人，任期一年，期满再选，由民主选举，负担全所业务领导工作，一般设有四个小组，医务组——负责一切有关医疗工作；总务组——

设有中药及西药组，各组有专人负责；卫生组——负责该所环境卫生及卫生宣传工作；检查组——对所内各项工作进行检查，进行批评和表扬等工作；有些组织更完善的联合诊所还设有预防部，负责所内福利、人事、文娱、学习等工作，各有专人负责。所务会为最高的管理组织机构。一切重大问题，如章程、计划、总结、预算、决算、选举领导成员、成员的吸收或除名等，均由大会讨论决定。"

"南山兄，你专攻眼科，眼光厉害，了解得了了分明，那说说你对联合诊所的看法？"张龙孙说道。张龙孙是张氏医学第11代传人，他的祖父是上海滩上的名医张骧云，因耳聋与蔡小荪之父香荪公并称为沪上"二聋"。张骧云善治伤寒热病，张龙孙深得祖父真传，19岁就开始独立门诊，年纪轻轻已经在上海医界小有名气。晚年时期，张龙孙还是巴金先生的保健医生，直到这位文学泰斗101岁而终。

"依我看，我赞同联合诊所。共和国新生，抗美援朝和消灭大陆残存的国民党，还有恢复经济都需要用钱，国家能够投入医药卫生方面的资金是极其有限的。组织联合诊所鼓励社会医生以集体筹措开办资金、自负盈亏经营的模式提供医疗服务，也为新生的共和国节省了建设资金。"陆南山正色道。

"是的，既节省了建设资金，又提供了医疗和预防服务，事半功倍啊。其实，多数联合诊所成员都是中医，在技术上主要采用中医治疗，减少医疗保健成本，乡村地区的诊所更是大量采用中草药、土方、验方和民族医药等，药品收费一般也比市场低，患者乐于配用，反映良好。"在座的丁继华说道。丁继华，1932 年 3 月出生，浙江奉化人，以骨伤科成名，他属于这些朋友中的"小阿弟"，还在哈尔滨医科大学就读。

"我在想，像我们这样有一定名望的中医，要办这样的联合诊所，自己的诊室生意肯定会受到影响，但是，这是国家需要，既然于国有利，于民有利，国家又在号召兴办，我想，在座诸位就不必观望了，我们也一起拿点钱出来，办一家联合诊所怎样？"蔡小荪提议。

一语既出，在座诸人皆表示赞同。

"如果这一步跨出，这就意味着，我们这些私人诊所，都要逐步进入国家和集体医疗卫生机构，走在社会主义建设的道路上了。"陆南山道。

"一仁兄，府上刚才唱了一折《群英会》，看来很应景啊，今天在座各位，就如同这江东帐下，周瑜、黄盖、程普、韩当、蒋钦、周泰、丁奉、徐盛，各有擅长，眼科，妇科，儿科，内科，针灸骨伤科，我们这个联合诊所底子深厚啊！"董廷瑶笑道。

几个月后，这家开在江阴路成都路口的联合诊所，正式对外营业。蔡小荪、董廷瑶、陆南山、丁济华、张龙生等，大家都是发起人，都出了资金。联合诊所有中医，也有西医，有当时有名望的医生，也有刚出道的年轻后生，总共有医生 27 名，24 个中医、3 个西医，这个医院到现在还在，叫广场地段医院。诊所成员一般采用全脱产、半脱产或轮流坐班三种方式应诊。联合诊所内部实行民主集中制。

作为发起人之一，凡事都要一马当先。联合诊所和私人诊所两头兼顾实际上是不可能了。开始的时候，私人门诊一时结束不了，蔡小荪就上下午两头跑，上午在家里看私人门诊，有七八十号病人，中午扒几口饭，有时中饭也来不及吃，就匆匆赶往联合诊所，下午，他必须准时出现在联合诊所。

在联合诊所，这些名医都不要工资，当时，蔡小荪等发起人一个月工资有 260 元，但因为怕联合诊所新开，靠收到的门诊费发工资无法维持，只把工资发给医院其他员工。一年后，这些名医也就每月拿 20 元车马费。

当时，蔡小荪私人门诊量每天越百号，收入丰厚，但他放弃半天丰厚的收入，把自己的病人请到联合门诊就诊。不仅如此，而且连联合诊所给他的 130 元工资（半天工作）也没有拿，这笔钱一直挂在账上，两年后由于数目较大，不好管理，蔡小荪便主动提出"一笔勾销"。他说："当时我最担心的是，刚开办的医院经济是否能上去，万一不景气怎么办？我经济条件还好，应该照顾全天工作、依靠工资生活的同道。如果自己的工资能用于医院建设，早日把医院建好，那才是我最高兴的事情。"

当时的蔡家，有总管家一人、司机一人、勤工一人、厨师一人、保姆二人，加上母亲、妹妹、妻子、他自己，共十人全靠蔡小荪一人的收入。他却放弃一半的收入，支持走社会主义道路，走合作化道路，这在当时是非常不容易的。

值得一提的是，像蔡小荪他们这样联合诊所的中医从业人员，在建国初期承担了大量繁重而又艰巨的公共卫生、重大传染病防治等工作。在最初的几年里，完成几乎遍及全体国民的天花、鼠疫等数种严重传染病的防疫注射，有效地控制了这些疾病的传染和流行，如果没有数以万计中医从业人员的积极参与，是不可想象的。联合诊所一开始就植根于基层，广泛分设在市区街道、工厂企业和近郊农村，服务于普通基层群众。有的联合诊所成员还踊跃参加巡回医疗队，去偏远地区为群众送医送药。联合诊所大量涌现后，群众纷纷反映"现在到处都有诊所，有病找医生比以前方便多了，这是共产党领导好，我们要努力生产来报答毛主席"。

当然，在联合诊所发展的过程中，也曾有人担心联合诊所业务发展起来后，政府会不会将其收归国有，又或者怀疑联合诊所办得不好，政府肯不肯接收。事实是，政府没有将联合诊所收归国有，即使是工商业社会主义改造完成后，私营工商业大都实现了公私合营或收归国有，联合诊所仍在相当长的时间里以集体所有制形式继续存在。

到 1952 年底，蔡小荪结束了私人门诊，全心投入到联合诊所。在临床的同时，蔡小荪还参加了教学工作，在各医学院校及医院、学会等开办学术讲座，并在各进修班担任讲学工作。1959年起受聘上海第二医科大学附属广慈医院（瑞金医院）、仁济医院、中国福利会国际和平妇幼保健院等顾问，参加查房会诊，并为全科医师讲授中医妇科。1960年，任教于新成区西学中脱产学习班。

自1943年独立门诊至60年代中期，蔡小荪通过二十余年的临床实践，积累了丰富的临床经验，是其自身学术思想渐渐形成的重要阶段。他在学术上，宗古而不泥古，博采众长，融汇贯通，衷中参西，强调"治病必求其本"，要抓住疾病的本质、主要矛盾。

沪上曾有一俚语曰："九加一，蔡一贴"，称誉江湾蔡氏妇科用药精简、见效迅速。蔡小荪继承家传用药以简、轻、验为准则，并参入晚清孟河四家之一费伯雄的醇正和缓思想，形成了自己"轻灵醇正"临证用药的特色。如对蒲黄的使用，颇具特色。

他临床喜用生蒲黄，认为祛瘀止血功效更胜于炒炭。剂量灵活多变，少则10克，多则竟达60克。一般化瘀止痛、经量少而不畅者用10—12克；经量中而带血块者用12—15克；量多如注、块下且大者用30—60克。随证运用，常以病情轻重缓急为据。即奉古人"有是证，便用是方是药"之训。

蔡小荪临床辨证渐趋准确，善抓要点，立法慎重，选方用药考究，讲究配伍，药品精当，药量轻确，价格颇廉，疗效卓著，使蔡氏妇科用药特色有了新的升华，深得病家百姓的欢迎。

有一次，一位病人慕名找上门来，这个女病人已经怀孕两个月，但是有先兆流产，之前也在一位中医名家那里看过，病人年纪四十岁左右，十分希望能保住现在腹中胎儿。蔡小荪看了一下她的既往病史，无意中看到了一张不久前的中医处方，一笔熟悉的字迹，正是这位中医名家所写，起初不以为意，但是突然间，蔡小荪看到其中一味破血药，吃了一惊，暗想，一定是这位专家忙中出错，如果造成胎儿不保，那这个祸就闯大了。蔡小荪一面四诊合参，一面开出处方，他不动声色，只是对这个病人说："按我的方子，好好保胎，没大碍的。"病人不知就里，十分感激。开完方子，蔡小荪不动声色，抽出那张处方往桌上的瓷瓶里一投，桌上的瓷瓶里，装的都是用过的方子，病人丝毫没有察觉。事后，蔡小荪对学生说，这么做就是为了保护那位同行。

在那段时间，蔡小荪显露出对生活的热爱。他本就是一个非常懂得生活情趣的人，医术上渐趋纯熟外，工作之余也不忘自己平时的兴趣爱好。如骑马便是其诊疗之余的娱乐之一，如果计划下班后要外出骑马，他就把出诊时间放在中午，为了节约时间，上班前早早地把马裤和长筒靴子穿好，看病时长衫套在外面，坐着的时候靴子不被看见，等到门诊一结束，马上驱车就往虹桥路马棚开去。一开始是借马骑，以后加入了上海马会，成为马会的会员，因此每天早上6点，他就去到跑马厅骑上一个小时，作为锻炼身体，然后再

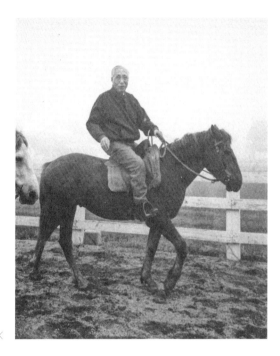

蔡小荪骑马照 ‹

回来坐诊看病。日子过得轻松而惬意。

　　谁能料到，一场席卷中国、史无前例的文化浩劫开始了。

∽ 第四章 ∽

一 小苏夫妇牛棚血泪

1966 年 5 月，正当国民经济的调整基本完成，国家开始执行第三个五年计划的时候，意识形态领域的批判运动逐渐发展成矛头指向党的领导层的政治运动。一场长达十年、给党和人民造成严重灾难的"文化大革命"爆发了。

八届十一中全会后，红卫兵运动迅猛发展。红卫兵运动最初是破除"四旧"，即所谓旧思想、旧文化、旧风俗、旧习惯，随后发展为抄家、打人、砸物。无数优秀的文化典籍被付之一炬，大量国家文物遭受洗劫，许多知识分子、民主人士和干部遭到批斗。红卫兵运动对社会秩序和民主法制的破坏，引起各地党组织和许多干部群众的不满和抵制。但是，这种不满和抵制，当时却被认为是执行了"资产阶级反动路线"，变本加厉地被压制了。

"文革"时期，中医学术的主要特点是政治色彩较浓，概括为"标新立异、批判开路、塑造典型"。但因为当时缺医少药的历史背景，国家对中草药以及针灸的推广及普及等较为重视，提倡实用速成，向弱势群体倾斜，以掌握"一根针、一把草和一颗红心"就能创造出"人间奇迹"的典型人物屡见报端。然而，也有很多老中医受到迫害，尤其是那种几代为医，家中有很多藏书的中医，往往被抄家烧砸，蔡氏妇科在上海赫赫有名，首当其冲，未能幸免。

这一日，蔡小荪早早回家，也不说话，返身上楼。妻子王慧芬正在辅导孩子作业，见蔡小荪神色凝重，如同涂了一层铅云，便跟了过去。

只见蔡小荪在卧室里坐定，两眼呆呆出神，额头上沁出细密的一层汗珠。王慧芬吃惊道："一仁，怎么了？生病了，发热吗？"说着伸手去探他的额头。

蔡小荪一把捉住妻子的手道："慧芬，家里要出事了，造反派说来就来！"

原来，联合诊所并非一片净土，诊所的革命气氛也开始迅速浓烈，并且蔓延，大字报"打倒×××牛鬼蛇神"的粗黑标语贴得满墙都是。一些名老中医人人自危，风声鹤唳。蔡小荪白天在联合诊所上班时，听说单位里就已经有人向造反派检举，说蔡小荪家里藏有"反革命罪证"，当时单位里已经有同事因家中藏有几封与国民政府原上海市长赵祖康的私人信笺而被打成反革命，被停诊批斗。

"慧芬，我在报上也看到，北京青年上街扫四旧，发现某户藏有国民党元老所书书联，即视为反革命，千真万确。你想想，我家的所有旧藏，多为爹爹遗留，不要说于右任，还有戴季陶、蒋百器、陈果夫、朱家骅、经亨颐、徐祖贻、褚民谊等赠予的书联数十幅，有两件总统书法，一是民国徐世昌为我曾祖母亲笔金笺墨书——'令德寿母'，一是蒋总统为我父亲写的'医国手'匾额，还有三件东西，谭延闿的匾额、林森的楹联、未投敌前汪精卫的立轴，这三个人都当过政府主席，这些藏品一旦被发现，后果不堪设想。不仅我要遭殃，还要连累你和孩子们。"蔡小苏道，脸上露出恐慌之色。

王慧芬比丈夫要镇定一些，她想了想说："一仁，趁造反派现在还没来抄家，我们先把一些他们看来铁一样的罪证销毁了，让他们查无实处，我们全家就可保全。一仁，这个时候要下决心了。留得青山在，不愁没柴烧，你没听说傅雷先生和他太太梅馥不久前在家中自尽吗？"

蔡小苏沉默不语，对于傅雷夫妇，蔡小苏相当熟悉。傅雷，一代翻译巨匠，多艺兼通，在绘画、音乐、文学等方面，均显示出独特的高超的艺术鉴赏力。1966年8月底，傅雷遭到红卫兵抄家，受到连续四天三夜批斗，罚跪、戴高帽等各种形式的凌辱，被搜出所谓"反党罪证"，一面小镜子和一张褪色的蒋介石旧画报。9月3日上午，傅雷夫妇已在江苏路284弄5号住所"疾风迅雨楼"双双自杀身亡。

"慧芬，我听你的，你帮帮我，我们这就清理。"蔡小苏下了决心，注视着妻子，在这个危难时刻，他们表现出了高度的默契。

曾任南京国民政府主席、行政院院长的谭延闿所书堂匾"春生堂"取了下来，这匾长18公分，宽50公分，灵岩木

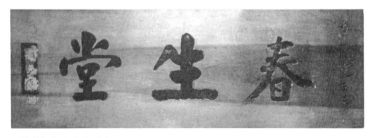

> 谭延闿书春生堂匾额

124

本色，浅雕黑字，在岁月的浸润下有微微的光泽。把这块匾凿去了谭延闿三字，闲置于厨房，权当搁板而保留了下来；诊室之前所悬的蒋介石亲笔所书赠与父亲蔡香荪的"医国手"匾额，在解放后早已卸下，现在用斧子劈去；政府主席林森所书的珊瑚笺楹联一副，字迹浑厚，每逢春节常悬挂于诊室，这幅楹联也取出来销毁了；汪精卫的一幅立轴，玉笺行书，书法飘逸，内有"满天鳞爪看飞龙"的字句，也取出焚烧；那许多国民政府要员书写的书联、楹联、扇面全都付之一炬。虽十分惋惜，无奈惊弓之鸟，唯求平安无事，身外之物，在所不顾。

蔡家本有一辆别克汽车，蔡小荪出生的时候，家里就已经有汽车了，他 16 岁就已经取得驾照，他对汽车十分精通，

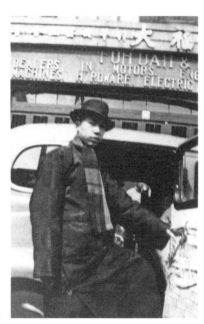

蔡小荪 16 岁开汽车照 ‹

125

各种品牌了如指掌，家里已经换过六部汽车。解放后，蔡小荪已经不敢坐车了，只能把车寄放在一家烟草公司，把车轮拆了，放在一间棚子里，这几天蔡小荪又担心起来，想了想，一咬牙就卖掉了。

"拿起笔做刀枪，刀山火海我敢上，阶级敌人不投降，我就叫他见阎王！"造反派真的说来就来。几天后一个星期天的下午，喊着这样的口号，一群束宽皮带、脚蹬大皮靴、高挽袖口、穿着肥大军装的造反派，闯进门来。

蔡小荪的心中忐忑，他和妻子王慧芬搂在屋角，不做声。

"蔡小荪，你老实交代，你和国民党有什么关系，我们已经掌握了确凿证据，不交代只有死路一条！"领头的造反派头头操着一口浓重的苏北话，两根手指头直戳到蔡小荪脸上来，王慧芬见状，连忙挡在丈夫身前，却又被蔡小荪拉回身后。

"我们只是普普通通的医生，开门行医，又不能拒绝，我们拥护中国共产党，忠于毛主席，毛主席万岁！"蔡小荪连声说道。

造反派将蔡家里里外外全面搜寻了一番，并没有搜到各类所谓的反革命匾额及字画，于是把一些贵重物品或损或拿，将一些书籍或撕或烧，家中大部分红木家具被搬走，总共有六十几件。收藏的几架尼康和莱卡照相机也被搜刮，还将蔡小荪收藏的一些文人字画及《人民画报》等任意践踏在地，令他心痛唏嘘不已。蔡家饮食喜用西餐，用全套完整精致的西餐餐具，这些餐具都被造反派没收，带不走的都拗断了、踩断了，丢弃在地板上。

"这些都是四旧，蔡小荪，你要认清形势，有什么没有交代的，抓紧时间向组织坦白，留给你的时间不多了！"

虽然没有找到确凿的证据，蔡小荪还是被定为资产阶级反革命分子，关进了牛棚审讯以及批斗。牛棚就在牯岭路地段医院（原江阴路联合诊所）里，一共七个人关在一起，蔡小荪被选为组长，时常接受批斗、写检讨、进行劳动改造，但晚上可以回家。蔡小荪只觉得比死都痛苦，虽然没做过任何坏事，但依然要深挖思想，检讨写了很多篇。平时在牛棚里也不和难友说话，否则就是窜通。每天一份检讨，要求交代反革命详情，交不出来就被侮辱，吃尽苦头，却没办法化解内心的痛苦。

每天半夜 12 点过后，蔡小荪才能拖着疲惫不堪的身子回到家。这个点到家已经算是早的了，以前独栋的蔡家，下面六间房间已经被房管所占掉了，住了四户人家。在蔡家做了几十年的老管家、勤工、司机、保姆、厨师等，都在"文化大革命"开始后陆续辞退了，最后一位离开的是见了五代人的老管家，现在家中只有妻子王慧芬以及三个年幼的孩子。每天晚上，妻子总是坐在楼梯上，一直等到蔡小荪回来，有时他回来看到太太坐在楼梯上睡着了，十分心疼。

为了不让妻子担心，牛棚中的那些事，蔡小荪也没有对她讲，即使是受到再大的委屈，他也忍住，在妻子面前装作若无其事。

这天晚上，蔡小荪在被批斗后从牛棚走回家，已经是半夜1点了。屋子里却是浑浊一片，妻子倚在楼梯上已经睡着，卷着袖子，手里拿着一把葵扇，楼梯口和卧室的窗都开着，空气里残留有烟雾。

"慧芬，出什么事情了，怎么这么多烟？"蔡小荪连忙摇醒妻子。

妻子从迷迷糊糊中醒来，见是丈夫，哭了出来："一仁，楼下的小孩大概是听大人说的，说你是反革命，他们恶作剧，跑到屋顶，把瓦片都踩碎，把碎瓦片堵住我家灶头的烟囱，烟全部倒灌到房间里。我们家几个孩子都咳不过来，小儿子志民和他们评理，还被他们家的大人推了一跤。"

蔡小荪心中又气又痛，他搂着妻子，眼泪在眼眶中转了几圈，到底没有滴落下来。"慧芬，忍一忍，你要相信，我们没有做过一件有违良心的事情，现在遭到的不公正，或者委屈，将来总有一天说得清楚的。你想想，我们蔡家做了七世的医生，种下的福田，老天爷都看得见的。慧芬，一定要坚强，一定要活下去。"

在牛棚中不看诊，也无经济来源，蔡小荪家里已是度日如年，每天要算着过日子。此时，家中只有当初没有被造反派抄走的几张红木凳子还值点钱，为了糊口就变卖了。蔡小荪非常喜欢的有立式镜子的红木琴桌，也准备拿去卖，听说只能卖12元钱，蔡小荪一咬牙又将这张琴桌拖了回来。毕竟变卖的东西有限，还好当时蔡小荪的妹妹在香港，每月会往家里汇款，还有一位内弟王明球在长春地质学院做教授，也会按月接济。

蔡家以前的几位老用人阿彬和庭华等，住在乡下，知道蔡家在"文革"期间有难，并不避嫌，带着活鱼和田里种的丝瓜、毛豆、小米等土特产来看望蔡小荪，他们不放心蔡小荪的处境，对蔡小荪说道："一仁，有事情就到乡下来找我哦，老东家在世的时候，老爷和太太对我们都是格外好的。"

蔡小荪听罢无语，王慧芬只是一迭声地道谢。毕竟，这样的年代，人人都求自保，能像阿彬这样懂得感恩、有情有义的人实在太少。有个别以前与蔡小荪很要好的朋友、同事，此时都成了陌路人，巴不得从来没有认识过蔡小荪，有的甚至还会在背后捅一刀，令人心痛的同时，深刻感受到了人性丑陋的一面。但多数都仍在暗中帮助他。

当时医院的一个护士为了邀功，在批斗会上直指蔡小荪，上台第一句话就是："你说，为啥大家都还要尊敬你！"听到这句话，蔡小荪差点笑出声来，这个护士继续叫道："你这反动权威，大家都看到过你家有蒋介石匾额，这就是反革命证据，你写了很多检讨，大字报也有很多，但你就是反动权威，说话出尔反尔，人家有喜说没喜，没喜说有喜，这不是坑害老百姓吗？"一连串逻辑混乱的发言，令人啼笑皆非，哭笑不得，蔡小荪就闭着双目，低垂着头，一声不吭，任凭排山倒海的谩骂和侮辱。

1969 年 5 月 16 日，蔡小荪等几人在牛棚中被通知，被允许坐在群众的位置上一起开会，他有一种重获新生的感觉，虽然当时"文革"运动还在全国范围内继续进行着，但还好，这种非人生活在蔡小荪身上只持续了近三年之久。

就在蔡小荪从牛棚"解放"后的第二天，以前批斗过他的人来找他看病了，一个西医内科的女医生已经怀孕，但是见红好几天，经过详细询问后，才知这位医生为了补身体，吃了红参，这是孕妇大忌，经过蔡小荪的调理，后来保胎生了个儿子。这位医生过去迫于当时的政治压力，也曾在会上批斗过蔡小荪，来找蔡小荪时十分尴尬，蔡小荪很理解，微微一笑，云淡风轻。当时来找他看病的，包括这位医生和之前抄家的造反派头头的妻子，蔡小荪涵养功夫已经炉火纯青，他不动声色，照看不误，仔细认真，手到病除。

"文革"前，因为蔡小荪的几个孩子还小，尚未谈得上医术传承。然而到了该谈传承的时候，"文化大革命"来了。青年学生的上山下乡运动、"一片红"打碎了这种可能。其间，几个孩子都没有学医，大儿子伟民去了新疆插队，一去二十年，后来定居香港，小儿子志民去了崇明插队，后来定居美国，两代人相处和互相了解的时间并不多。虽然十分遗憾，但比起在那个苦难的年代，许多家庭都是妻离子散、家破人亡，蔡小荪还是自感欣慰，全家人毕竟是完完整整在一起。

二　周期疗法创出特色

在"文革"末期，也就是70年代的中期，蔡小荪渐渐恢复到以前的工作状态。当时蔡小荪、张龙孙、石仰山、方佑安四位名医被上海市卫生部从地段医院调到了第一人民医院，蔡小荪又被瑞金医院请去做了顾问，"文革"后的稳定生活以及工作环境，使蔡小荪迎来了妇科学术思想发展的春天，在临床实践摸索中，慢慢形成了自身一系列临证治病、遣方用药的特色。

　　早年，蔡小荪的祖父蔡小香在西医刚传入中国时就主张中西汇通，作为蔡氏妇科第七代传人，蔡小荪也主张衷中参西。他认为："作为中医临床医师，应该衷中参西，兼容并蓄，摒弃世俗的门户之见，既讲望闻问切，更要中西医结合，讲科学。要学好中医妇科，除了要具有扎实的中医功底外，还要有广博的现代解剖、生理、病理等知识；更要借鉴现代医学各种检验，以助诊断。任何一门学科的发展，都必须打破封闭模式，取他长补己短，中医学的发展尤为如此。"

　　蔡小荪经常会从现代医学角度来审视中医妇科所常见的一些疾病，他认为，并非所有疾病都有证可辨，因而对妇科病人都要求做一定的妇检，包括物理检查、超声检查、性激素检查等，以求详细了解病人的生理及病理状况。在遣方用药时，常以辨证为基础，充分运用现代诊疗技术，衷中参西，辨病与辨证相结合，四诊八纲与检验互参，从而提高疗效。

　　他曾经在一篇文章中论述：中医学的辨证方法多种多样，就其实质，即对病人症状体征的综合分析，但这种辨证有一个明显缺陷，就是在没有临床表现症状的时候，会陷入无证可辨的尴尬境地。在很多时候，症状体征及据此而来的辨证结论，并不能反映疾病的全部本质。此时就需要借助检查，结合病史及疾病发展演变规律，以使辨证更为全面恰当，为提高临床疗效打下基础。

比如，同是月经不调无排卵引起的不孕，原因却非常复杂，可由西医所谓之多囊卵巢综合征、下丘脑性内分泌失调、高泌乳素血症、高雄激素血症等不同原因引起，若单纯根据辨证结果采用补肾调冲任法为主，难以取得良好效果。如果结合现代医学检查，判断出属何种原因导致，采用辨病与辨证相结合的方法，可以提高临床疗效。比如"高泌乳素血症"患者，有时临床仅表现为月经失调、不孕。一般辨证为肾虚冲任不调，但按此进行治疗往往效果不显，如果再根据实验室检查有"泌乳素增高"者，蔡小荪多会辨证为肝胃瘀热，冲脉气机失调所致，采用玉烛散加减以养血泻火疏肝，清除胞络结热，临床常获满意疗效。如果疗效不满意时，再结合西药溴隐停，中西医结合同时治疗，效果更佳。又如对"高胰岛素血症"患者，一开始可采用服西药，迅速降低血中高胰岛素以治标，临床症状可迅速改善，月经恢复正常，可增强病人对治疗的信心，继而再用补肾调周法治本，多获预期效果。

又如，中医"带下"病，蔡小荪在继承先祖经验的基础上又有创新，主张要结合现代医学知识来看。认为西医学所说的各类阴道炎、宫颈炎、盆腔炎、内分泌功能失调等疾病引起的阴道分泌物异常多与中医带下病相类似。

此外，还有一种情况如子宫肌瘤、卵巢囊肿等中医"症

132

瘕"病，临床往往表现为带下量多，或如黄水样，患者多以带下如水样为主诉来就诊。若按常规，湿邪为患者，获益脾肾亏虚为治疗依据，临床往往收效不佳。此时结合现代医学检查，往往会发现患者多合并有子宫肌瘤、卵巢囊肿或盆腔炎、阴道炎、宫颈炎，或有是病而反复不能治愈者，此时治疗不能简单健脾利湿或补益脾肾等，应考虑是"瘀热内蕴"为主要病理机制，大多因感受湿热之邪，反复或久治不愈，与血相搏结，损伤冲任，导致"瘀热内蕴"而致水样分泌物者，治疗应以"活血清热"为主，结合临床辨证，药多用赤芍、丹皮、鸭跖草、败酱草等，随证加减。兼脾虚者加党参、白术、茯苓；兼肾虚者加杜仲、续断、狗脊；伴外阴瘙痒者加白芷、蛇床子；湿热偏重者则加鱼腥草、鸡冠花；血瘀症瘕者加桂枝、桃仁、莪术、鬼箭羽等。此外，鸡冠花、白槿花、桑海螵蛸等，不同证型均可加之。蔡小荪指出，治疗带下不能拘泥于完带汤、易黄汤等，需要结合现代医学检测手段，才能更为准确地抓住疾病本质，取得满意疗效。

20世纪70年代初，未满50岁的蔡小荪在长期临证实践的基础上，受《内经》"天人合一"思想的启发，并借鉴西医的周期疗法，创造性地提出了中医调治妇科疾病审时论治的学说和方法。

他认为，妇科当以调经为首重，治疗时必须顺应和建立女性的月经周期。而调经之道，在于详审月经周期节律，根据不同时期阴阳相交生理特点，进行适时适当治疗，方能获事半功倍之效。蔡小荪根据女性的生理周期和妇科诸疾的病理特点，提出了月经周期的四期生理特点和调治思路。在具体治疗中，将四期生理和妇科诸疾的病理特点有机结合，借助西医的基础体温的测量，制定出不同的周期调治法，如不孕症周期调治法、月经不调周期调治法、子宫内膜异位症周期调治法、子宫肌瘤周期调治法等，并创立一系列自拟方剂。

关于月经的形成及特点，蔡小荪非常推崇中医经典书籍中的一些说法。比如明代李时珍《本草纲目·人部》中说道："女子，阴类也，以血为主。其血上应太阴，下应海潮，月有盈亏，潮有朝夕，月事一月一行，与之相符，故谓之月水、月信、月经。"《黄帝内经》、《伤寒论》在反复阐明人体生理、病理变化与年、月、昼夜阴阳气交规律密切相关的基础上，强调不论采取针灸或方药治病，均应顺乎时序更替的变化。蔡小荪甚崇此说，认为女子的月经是以肾气为主导，受天癸调节，又在肝藏血调血、脾统血化血、心主血、肺布血的协同作用下，冲任气血相资，胞宫出现虚而盛、盛而满、满而溢、溢而虚的月经周期，并随着阴阳消长、气血盈亏而出现月经期、经后期、经间期、经前期。所以，肾气、天癸、冲任作为生殖轴内环境应处于平衡状态，而这种平衡状态应与大自然的阴阳相对应，才能"天人合一"、"阴阳和合"。

蔡小荪还提出了妇科周期疗法的具体方法。在月经期，即经水来潮至经净阶段，一般为5—7天，胞宫气血由满而溢泻，渐至空虚，肾气天癸相对减弱，凡经期、经量、经色及经味异常均可在此期调治，常用疏调、通下、固摄诸法；经后期，即经净至排卵前的时间段，胞宫气血由虚至盈，肾气渐复渐盛，是阴长阳消之时，此期是调经、种子、消症的基础阶段；经间期，即排卵期，在下次月经前14天左右，此期肾气充盛，是阴阳转化、阴极生阳、阳气发动、阴精施泄的种子时期，又称氤氲期或"的候"，交合时易受孕，治疗以促排卵、使阴阳转化为宗旨；经前期，是排卵后到下一次经来前的阶段，此期肾气较实，阳盛阴长，气血充盈，治疗以维持肾气均衡为原则，此时，又是调治月经前后诸疾及经期诸疾的关键时期。

如治疗不孕症之"育肾助孕周期调治法"是最常用的，具体做法是在月经期以理气调经法为主，用"四物调冲汤"加减治疗，药用当归、川芎、白芍、生地黄、牛膝、香附等。经后期治以育肾通络为主，用自拟的"孕1方"，药用茯苓、生地、熟地、怀牛膝、路路通、炙穿山甲、公丁香、淫羊藿、石楠叶、制黄精、桂枝等。经间期及经前期以益肾培元法用自拟"孕2方"，在"孕1方"的基础上再加紫石英、熟女贞子、狗脊、仙茅、鹿角霜、肉苁蓉等药，以增强补肾作用。

又如治疗子宫内膜异位症之"化瘀散结周期调治法"，即经前一周及经期，痛经型用自拟的化瘀止痛之"内异1方"加减治疗，崩漏型用化瘀调摄之"内异2方"加减治疗，经后至经前期均用化瘀散结之"内异3方"加减治疗；治疗子宫肌瘤之"化瘀消坚周期调治法"，即经后期至经前

135

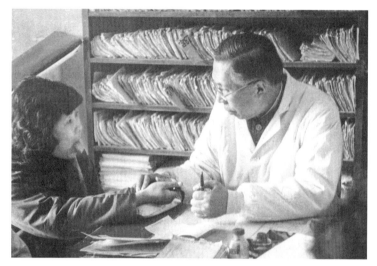

> 蔡小荪临证

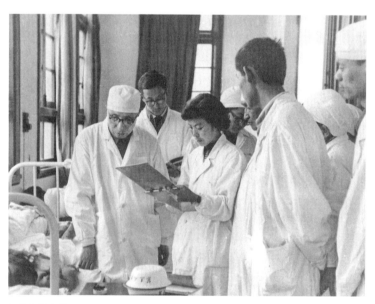

> 蔡小荪查房

期用"化瘀消坚方"加减治疗，月经期用"化瘀调摄止崩方"或"化瘀调经止痛方"加减治疗。其他如治疗闭经、功能失调性子宫出血、多囊卵巢综合征等都可用周期调治法，均取得较好临床疗效。

蔡小荪在跟随父亲蔡香荪门诊时，就深刻体会到了蔡氏妇科用药轻灵却效佳的特点，他在临证用药过程中也时时恪守这一条的原则，尽量做到惜药如金，处方用药总是有理有据，从来都不会多用一味药，这种功夫在多年的临床实践中练得越发炉火纯青，在父亲经验的基础上，他更为强调"轻灵醇正"。他总结所谓轻灵，是指圆机活法，精明扼要，看似平常，恰到好处；醇正者，即精一不杂也，宗旨在于"义理之的当，而不在药物之新奇"，既非不求有功、但求无过的平庸之举，亦非泥于古方而治今病者。醇正就是指冲和切当，剔除芜杂，配伍严密，不落肤浅。轻不仅仅是用药剂量大小轻重的轻，更是指在处方时于清淡中见神奇，选方用药在简练中收效果。而醇正思想又与缓治法紧密联系，不足者补之以复其正，有余者去之以归其平，即和法也，缓治也；毒药治病去其五，良药治病去其七，亦即和法也，缓治也。用药如用兵，贵精而不在多，用药宜酌之又酌，不轻易滥用一药，力求药力适度直达病所，中病即止。正如明代张景岳《景岳全书》中所说："盖天下之病，变态虽多，其本一也；天下之方，治法虽多，对症则一。故凡治病之道，必确知为寒，则竟散其寒；确知为热，则竟散其热；一拨其正，诸症尽除矣。故《内经》曰'治病必求其本'。"

蔡小荪用药注意分寸，灵活法度。妇科疾病变化较多，用药需辨药，才能药证结合，丝丝入扣。如同样是疏肝理气，有用柴胡、香附、青皮、郁金、婆罗子、玫瑰花之不同，若不能掌握每味药的特点与证相结合，则不能得心应手。在本草成千上万个品种中，蔡小荪对每一味药在妇科病中的作用了如指掌，得心应手的精兵强将掌握在百味以内。同时，蔡小荪用药谨慎，无太过不及。临床给药每每 3—7剂，从不拖泥带水，以求中病即止。比如治一患者经崩二旬余，经色淡而质稀，血红蛋白 5 g/dl，面黄如蜡，神疲畏寒，气血大亏，显见一斑。蔡小荪在益气养血的基础上大胆加温燥之熟附子、鹿角霜，一诊即应手取效，三剂未完而血止。在第二诊时就去除附子、鹿角霜，因为崩后失血，温燥之品不宜多用，故中病即止，改为益气养血、兼理肝肾之法，自然阳生阴长，康复可期。

此外，蔡小荪治疗妇科疾病也十分重视顾护脾胃，他认为临床疾病，凡先天不足者，但得后天精心培养，或可弥补先天之虚而后强壮，而后天之不足，若不得重新恢复其运化、滋养之功，非但使脾胃之气日虚夜衰，即便先天强盛之元气精血，也会因失于后天精微的调养、滋生、充实而匮乏。

因此，蔡小荪治疗妇科疾病时也从不忘健脾益气法，以保证女子血气之源不竭，从而截断疾病的进一步发展变化。如更年期综合征，一般多从肾虚论治，但蔡小荪认为这是妇女到了一定年龄而肾气衰退的生理性改变的大势所趋，任何用药都只能减缓肾气衰退速度以减轻症状，如果在补肾填精时加入对脾胃的调理，则会有意想不到的效果。因妇人以血气为本，其经带胎产的生理特点又不可避免地损伤气血，在生理状态下，脾胃可代偿性地加快运化功能，以弥补血气的不足，比如很多女性在月经期会明显感觉到食欲增加，孕妇通常会数倍地增加食量。但这种负荷运化渐久，就易损伤脾胃功能，再加之女性情绪易于抑郁，肝克脾土等情况时有发生。

所以，蔡小荪在治病过程中除了运用治疗本身疾病所需药物外，每多注意兼顾调治脾胃运化功能，习惯将某些药物炒用，一则借以改善药性之偏，一则使其焦香，增进健脾之力。其中党参、白术、茯苓、石斛、谷芽、陈皮之属，是常用之品，旨在健脾和胃，以增强生化之源。最常用茯苓，因茯苓味甘淡，甘能补，淡能渗，甘淡属土，具健脾和中、利水渗湿之功，其药性缓和，补而不峻，利而不猛，既能扶正，又可祛邪，为防治脾胃之虚的要药，几乎每一次处方时都或多或少地运用。此外，对妇科常用的一些腥臭烈气药如五灵脂、墓头回、阿魏等，认为有碍脾胃，对脾胃失健者经常会避免使用。

三 送子观音名闻遐迩

在治疗的诸多妇女疾病中，最令蔡小荪感到自豪及高兴的就是治愈了很多不孕不育症，给万千家庭带去了宝宝，人们亲切地称他为"送子观音"，这使得蔡小荪声名远扬，其中有很多曲折的故事发生。

那是1974年11月，浙江普陀县人民医院的一位护士阿娟，经过多方打听，辗转找到蔡小荪，还没开口，眼泪就扑簌簌地落在衣襟上。

"蔡医生，我到处打听，才找到你啊，救救我的婚姻，救救我的家庭！"

蔡小荪一惊，连忙问道："不要急，不要哭，有什么难处你尽管说，总是有办法解决的。"

阿娟止住哭泣，缓缓道来。原来，她婚后五年未孕，大医院诊断为结核性输卵管阻塞。这是导致不孕症的一大原因，一般病人不能及时明确诊断而失去早期彻底治疗的时机，一旦造成双侧输卵管阻塞则影响其生育能力，预后往往不乐观，甚至是无望的。医生劝她别抱幻想，已无生育可能。

这阿娟的婆家是浙江农户，求嗣心切，知道了她的病情，开始的时候每个星期都陪着她去普陀山烧香拜佛，捐香油钱，看看后面并无动静，对阿娟就苛责起来，指桑骂槐地说她是"不下蛋的公鸡"，不给阿娟好脸色，丈夫受此影响，对妻子也开始冷落，话里话外有了离婚的意思，在一次争吵中，甚至说出"要是肚子再不大起来，滚出家去"这样的话。阿娟又是委屈，又是心焦，求子之心未泯，到处打听治疗该病的名医，终于有人告诉她上海有位医生叫蔡小荪，治疗结核性输卵管阻塞引起不孕症有独到经验，于是坐了轮船来上海求治于蔡小荪。

蔡小荪听了，叹了一口气，他明白，中国人养儿送终、"不孝有三，无后为大"的传统观念，尤其在小城市是根深蒂固的。他劝慰了阿娟一番，开始详细询问其病史。原来，这阿娟1971年患流行性乙型脑炎而抽过"脊髓"，以后每触及腰脊即休克，平素记忆力较差，久患慢性盆腔炎，1973年又患急性肾炎，在工作单位住院治疗，两个月后转为慢性，又查出有肾盂肾炎、肾结核、输卵管结核并阻塞等症，虽经刮宫通液，治疗两个月许未效，反致经期紊乱，月三四至。每次经行腹痛里急，临前乳胀烦躁，平时少腹两侧胀痛，形寒，大便间二三日一次，脉细眩，苔薄白，边微红。

蔡小荪暗暗分析：经前乳胀，输卵管不通往往有此现象，患者原有慢性盆腔炎合并输卵管结核，阻塞不通，屡经刮宫通液等治疗，这一切都使患者抑郁不快，情绪更受影响，因此诊断此证属肾督不足，肝郁气滞，经隧受阻，络道不通，治拟疏通为恰。很快开出一张处方：炒当归9克，赤芍9克，川芎4.5克，柴胡6克，川楝子9克，制香附9克，乌药9克，炙穿山甲9克，皂角刺9克，川桂枝3克，全瓜蒌12克（打），7帖。

患者服药一周后来复诊，诉经行腹痛消失，里急感见减，胃纳亦增，腰酸未除（尿蛋白＋＋＋），脉细苔薄白，边微红，拟调经兼益肾。经净后再服理气通络方：炒当归9克，赤芍9克，柴胡6克，川桂枝4.5克，路路通9克，王不留行子9克，制香附9克，乌药9克，炙穿山甲片9克，皂角刺9克，生大黄4.5克，10帖。继而再给予理气消炎方：炒当归9克，炒白术4.5克，柴胡6克，败酱草20克，赤芍9克，牡丹皮9克，川楝子9克，延胡索9克，郁金9克，淮小麦30克，路路通9克，生甘草2.4克，10帖。另以逍遥丸疏肝健脾，分10日服。

经过九个月的精心调治，终于1976年6月14日，阿娟喜得千金，全家欢喜，年末的一天上午，阿娟和丈夫抱着小孩专程来上海看望蔡小荪，蔡小荪欣慰之余，也数落了那位丈夫几句："你个大男人，老婆有病在身，不但不安慰，还有提出离婚，让人家心寒，好在现在终于有了小宝宝，要是还不见动静，你很可能把老婆逼上绝路，记得今后这样不可以哦。"说得那丈夫面红耳赤，诺诺称是。

关于结核性输卵管阻塞一病，蔡小荪认为，其病理实质是本虚标实，标实，即是显而易见的因痨虫引起瘀热痰互结的阻塞不通；本虚，则是患者早年消耗性疾病的肾气不足、精血虚少的病变。他常以辨病为主，抓住共性，注意扶正祛邪，标本兼顾。扶正，即填补肾精之虚；祛邪，即针对痨虫引起的痰、瘀、热之结，达到抑制、消除、改善局部病变的目的。

蔡小荪常用两组药物，一为鱼腥草、山海螺、百部、功劳叶等，这些药均有很好的抗痨杀虫作用。山海螺有通络之长。鱼腥草多用于肺热咳嗽，将鱼腥草用来治疗结核性输卵管阻塞引起不孕症，是受战争时期用鱼腥草外敷排除体内残弹之启发，经长期临床运用，确实具有较好的抗痨祛邪通络、改善局部病变的功效。鱼腥草与百部相配，疗效更佳。

二是根据具体病情选用理气活血、清热利湿、化痰排浊法，以通其阻塞。常用丹参、地龙、皂角刺、公丁香、路路通、王不留行子、瞿麦、穿山甲等药物。他认为：不孕症患者因婚久不孕，家庭、社会及自身心理压力都较重，故而肝郁气滞是她们的共同特点，只是程度轻重之异，因此疏肝理气之法当兼施于各类患者中。处方用药，又应注意方剂的轻简灵动，慎用大方重剂，以免壅滞气血，造成因药碍病之误。对于兼症颇多、症情复杂的患者，还当辨病辨证相参，明审轻重缓急，不可拘泥于一法一方，所谓知常达变也。

这样一个不治之症，竟然在蔡小荪处治疗不到一年便治愈了，于是消息就传开了。那是 1976 年 3 月 8 日，从普陀县又来了一位四十刚出头的妇人，自称是普陀县人民医院的副院长，自己也是位内科医生，经阿娟推荐，专程过来求治。

这位妇人看上去郁郁寡欢，脸色发青，蔡小荪心想：此乃肝郁之象，必有不快之事发生。果不其然，经过详细问诊，病人告知了其悲惨遭遇。

她原有二子一女，一次意外塌方中二死一瘫，重大打击令她突然闭经，遍寻名医而无果，必须注射黄体酮月经方行，由于黄体酮有诸多副作用，后来一直没有注射，现在月经已 10 月未行，头晕健忘，目花且干，心悸烦躁，喜冷饮冷浴，胸闷痛，皮肤粗糙，带下有周期，脉弦细软，苔薄略腻，边红微紫。

蔡小荪分析，患者突然遇到强烈刺激，使其肝气郁结，心气不得下通，故而感到目花心悸胸闷，肝郁化火，故喜冷饮冷浴，胞脉受阻，月经因此闭止，诸症杂出，所以先给予解郁宁神，调理冲任，以求郁舒气畅，神情安定，月经通调，此后方可以育肾培元，再顾孕育。因此第一次处方：炒当归9克，川芎4.5克，白芍9克，郁金9克，朱远志4.5克，合欢皮9克，淮小麦30克，枸杞子12克，川续断12克，狗脊12克，枕中丹（包煎）9克，4帖。患者服药后情绪较前畅，原喜冷饮冷浴亦瘥，且略感喜暖，可见心肝郁火已平，营卫渐调和。复诊效不更方，在原方的基础上再增丹参、生地黄以祛瘀生新、养阴益血，旋即月经应时而至，量虽不多，但较以往好转，诸症均见瘥减。蔡小荪见病势初有起色，仍宗前法出入，并予以枕中丹常服，以健脑安神，补益心肾，并处调经方备用。此后均以书信往来给予加减处方，约调治半年，在9月10日七诊时，自述经停五旬许，妊娠反应两次均阳性，于1977年4月生下一男孩，欣喜万分。

两件事在当地一传十、十传百，很快在普陀县传开了，人们把蔡小荪称为"送子观音"，给普陀妇女带来了福音，有越来越多来自浙江普陀的妇女到上海来找蔡小荪看病。1978年的"五一"劳动节，蔡小荪应邀去普陀县讲学，五天来，那些信奉"观音"的普陀县人闻讯后，从四面八方赶来一睹这位"活观音"，并求治不孕症。原定一天看20位病人，结果竟从早到晚看了100多个病人。那天他回到旅店，还没跨进房门，又被旅店一位会计拦住，请过去看了几位病人，回到自己的房间里，一推开门，屋子里已坐满了人。原来，这是从普陀县方圆数十里闻讯赶来的病人，连蚂蚁岛的病人也撑着小船来了。蔡小荪临走的一天傍晚，一位海军军官还陪同他的妻子急匆匆从定海赶来，要请他看病。当时普陀县把这种盛况称作为"蔡医生热"。

1975 年 6 月，来了一位将近 40 岁的谭姓女青年，在妇联工作。她的先生名叫杨振汉，在上海柴油机厂任总工程师，是著名美籍华人物理学家杨振宁博士的胞弟。

谭某曾孕三次均堕，继而五年多未孕，患有顽固性功能性子宫出血以及习惯性流产，最后一次流产刮宫后，每次月经量多如崩，妇科检查没有发现器质性病变，多方求医未果，屡用中西药无效。夫妇俩至今未生育子女，两人已不抱太大希望。此次只是抱着试试看的心态，想把崩漏治好。

蔡小荪望其面色少华偏青，形体尚丰，经问诊得知月经方止，乳胀胸闷，带下黏亮，腰膝酸软，腹胀便溏，号脉示细微弦，望其舌象，舌红苔薄。蔡小荪分析：该患者素体尚属健壮，多因劳累过度而致流产，连续三次形成习惯性流产，冲任二脉不免受损，固摄无权，所以末次流产刮宫后每次月经量过多如注，由于屡次流产，情绪不无影响，所以面色偏青，辨证诊断为肝郁气滞，脾肾不足。故确定了疏肝理气、健脾补肾的治疗原则。因为经行方净，先用逍遥散参二至丸、乌鸡白凤丸，以顾肝脾肾三经，并寓调经止带、防崩之意。

于是开出处方：炒当归 9 克，炒白术 9 克，白芍 9 克，熟女贞子9克，墨莲9克，柴胡4.5克，川楝子9克，郁金9克，泽泻9克，青皮陈皮各5克，乌鸡白凤丸1粒（吞）。另服二至丸60克，分5日服。结果治疗后的第一次月经准期而至，48小时后经量又过多，但较前次减少，腰酸好转，便溏亦瘥，腹仍胀，矢气较舒，脉细，苔薄质红。效不更方，再宗原法。第二次服药后月经经行准期，质较稠浓，近日劳累，腹胀且痛，脉细微弦，苔薄。时值炎夏，加以操劳逾常，不免饮水解暑，瘀滞堪虞，且经来每狂行，势颇纠缠，蔡小荪决定改为祛瘀生新、兼固冲任的治疗方法，药用：炒当归9克，丹参9克，川芎4.5克，炒白术9克，白芍9克，益母草9克，茯苓12克，制香附9克，川续断9克，桑寄生9克，震灵丹9克（包煎），两帖。药后诸症俱瘥，情况显著好转。如此调理七个月余，经期准，量适中，基础体温双相且典型。

到1976年2月9日第七诊的时候，正是经期前夕，患者自述日前略有下红不多，色似咖啡，翌日即止，腰微酸，脉微弦，苔薄腻。蔡小荪寻思：该患者经治疗后症势已好转，体质日趋强健，尤其是基础体温明显出现典型双相，是否是妊娠早期漏红？中医有"一月堕胎"之说，谭女士这种情况很有可能是堕胎先兆。蔡小荪凭平素的细心周详的观察，以及丰富的临床经验，果断作出决定，以"一月堕胎"情况处理，用益气补肾、止漏安胎法治疗，旋即开出一张处方：炒归身9克，白芍9克，茯苓9克，炒白术9克，姜半夏4.5克，川续断9克，狗脊9克，桑寄生9克，熟女贞子9克，陈皮4.5克，3帖。漏止胎安，避免了再一次早孕流产。后继续给予和中安固法，调治保胎，嘱孕妇适量每天吃糯米粥，卧床休息，以利胎儿正常发育成长。于1976年10月剖腹产，顺利分娩，喜得贵子，取名杨光磊。

杨振宁博士曾有一次回国讲学时，亲自为他的侄子杨光磊拍了一张彩色照片，在照片的背后题字："敬呈蔡医师，杨光磊九个月"，并送到了蔡小荪府上。

蔡小荪在分析此病案时说：患者通过治疗，诸恙俱除，症势显见好转，经行准期，量亦适中。这次经期将届，但在两天前下红少些，色似淡咖啡，翌日即止，略觉腰酸，脉象微弦，根据患者月经经期已准，功能性子宫出血已除，冲任已调，认定是有排卵之型，此次情况与以往经来有所不同，很像"一月堕胎"之兆。虽然时日尚少，犹难贸然肯定，但前车之鉴，不得不防，碍胎方剂，当须规避，暂予调理，以待详察。果然几天后即感头晕疲软，形寒腰酸，继而渐有泛恶，恶闻油气，恶阻现象渐趋明显，妊娠反应两次均阳性。这一习惯性流产病例，在临床上较难治疗，早期妊娠诊断，至为重要，稍有疏忽，定致贻误。蔡小荪临证审慎明辨，防微杜渐，足以见其丰富的临床经验。

1977年，著名数学家苏步青教授的儿子苏德新以及儿媳冯富德也因婚后几年未育，而慕名来蔡小荪处就诊，经过不到一年的调理，于第二年3月怀孕，10月初便得一女孩，全家欢喜。此后，苏步青先生专门写信给蔡小荪表示致谢。

信上是这样说的："蔡小荪先生，您好！早从小儿德新和儿媳冯富德得悉大名，可惜没有机会登门拜访，但敬慕扉已。本年三月间获悉儿媳怀孕，举家欢庆，十月初生了女孩，现在长得很好，兹乘儿子媳妇登府道谢之机，特此修书表示我们的感激心情。专肃，顺致敬礼！苏步青，1978 年 12 月 10 日。"

苏步青先生的感激之情全在这短短数语中，蔡小荪一直将此信珍藏于身边。后来，苏步青先生还为蔡小荪题了词曰：妙谛千万语，造福半爿天。还赠上苏步青孙女苏贝妮照片一张以留念。此后，又为蔡小荪留下墨宝："黄冠翠袖足清闲，淡泊生涯水石间。南闽有家归梦远，西湖无庙属杯难。闻香晓日春何早，听雨青灯夜更寒。我似老僧偏爱静，案头不厌两相看。咏水仙花和人韵。"落款："书为蔡小荪先生清斋补壁，庚午初秋复旦大学苏步青。"

诸如此类的故事很多，在蔡小荪家中的相册中，夹着许多孩子的照片，背面都有赠送者题字："赠给蔡伯伯"、"蔡公公留念"，这些照片来自四面八方，每一张照片背后都会有一个同一主题的故事。

蔡小荪常说："只要一听到病人的病痛，我的心比病人还要急。"他体恤病人疾苦，从不欺骗病人，弄虚作假。妇女由于生理上的关系，中医文献中有"女子多郁"的说法。蔡小荪认为，医生替病人治病，一定要有良好的态度，使病人觉得和蔼可亲，绝不能使她们望而生畏。他对一些性情忧郁的患者，耐心解除她们的紧张心理，常常使她们哭着进

黄冠翠袖足清閒淡泊生涯水石間南閣

有家歸夢遠西湖無廟屬杯難聞香曉日

春何早聽雨青燈夜更寒我似老僧偏愛

靜案頭不厭兩相看　詠水僊花和人韻　書為

蔡小蓀先生清齋補壁　庚午初秋復旦大學蘇步青

苏步青赠蔡小苏诗〈

149

来，笑着出去。

四　教学工作喜结硕果

　　1978 年党的十一届三中全会以来，相继召开了全国高等医学教育工作会议、中等医学教育工作会议等，同时恢复高考，并恢复高等院校的研究生招生工作，培养更高层次的人才。根据条件，举办各类医学专科、专题进修班和讲座，以及夜大、函授学校多种形式的办学相结合。基本形成了比较完善的中医教育体系，培养了大批各级、各类中医人才。教育形式也从建国前的以民办教育、师承家传教育为主，发展为以国家举办学院式教育为主，以民办教育、继续教育、成人教育为辅。中等教育、本专科教育、研究生教育等多层次办学，以及学历教育和岗位教育、留学生教育等类型并存的局面已经形成。

　　蔡小荪除忙于诊务外，也响应国家号召，热心于教育事业。1974 年他被上海市卫生局聘为妇产科西学中交流学习班教研组核心组成员，连续五届任教学工作。1976 年，任教于新成区西学中脱产学习班。1978 年，任教于黄浦区青年中医学习班。1979 年分别任教于浙江中医学院全国妇科师资进修班、上海中医学院内科学习班，同时还在市三人民医院（现仁济医院）妇科病房查房带教。同年，8 月 16 日，上海中医学会与上海电视台合办学术讲座，蔡小荪作为主讲之一进行节目录制。同时出席讲座者还有：陈皓、诸葛全义、沈允臧、庞泮池、王大增、朱南荪、曹玲仙、唐吉父、孙一鸣、方国炯。

1980年，上海市第一人民医院中医科名家云集，张镜人任中医科主任，蔡小荪转职任中医科副主任、中医妇科主任医师，并任上海医科大学市一教学医院中医学教学组副组长。1981年，任教于上海市卫生局主办的第一届中医研究班，主讲经典著作《金匮妇人篇》，还任教于上海市卫生局第五期妇产科西学中交流学习班。1982年上海市中医文献馆成立，任教于其举办的上海市第一届中医研究班。1983

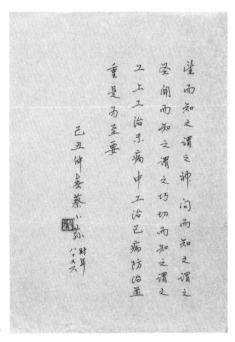

蔡小荪手写医理 >

年，任教于上海市第一届中医妇科进修班。1984年起，被聘为上海中医药大学兼职教授。1987年，任教于上海市中医文献馆举办的第五届中医研究班。

因蔡小荪在中医妇科方面的丰富临床以及教学经验，得到学界的一致认可。1978年，他当选为黄浦区医药卫生学会副理事长。1979年，应聘为黄浦区科学技术委员会委员、上海中医药杂志编辑委员会委员，并当选为中华医学会上海分会上海市中医学会理事，妇科学会委员会副主任委员。1980年，应聘为上海中药制药二厂技术顾问。自1981年起，担任"上海市高级科学技术专业干部技术职称评定委员会"中医科评审组成员，4月29日，接受《科学生活》杂志采访，并成为封面人物。1982年，被上海市政府聘为"上海市高级科学技术专业干部技术职称评定委员会"中医科评审组成员，同时出席了中华全国中医学会妇科学术交流会议并在会上发言交流。1983年5月2日应邀赴天津，出席在天津饭店举办的全国妇科筹备会议。1984年，任上海中医药结合研究会委员、上海中医学院暨上海市中医药研究院专家委员会名誉委员，被聘为上海食疗研究会第一届理事、中华全国中医学会上海分会第四届理事，同时赴天津参加全国中医第二届妇科学术交流会暨中华全国中医学会妇科委员会成立大会，当选为副主任委员。

1985年12月，华东五省一市首届中医妇科学术交流会于杭州召开，蔡小荪出席并发言。

1986年，被上海市中医药研究院聘为专家委员会名誉委员，任中医药国际学术会议和展览会学术委员会委员兼妇儿科专题会议中方主席，同时出席了全国中医妇科第三次学术会议并在会上交流。1987年，被上海市第一人民医院聘为中医科主任医师，10月，参加中华全国中医妇科委员会华东片第二届学术研讨会。1988年，被聘为上海市退休职工管理委员会专家门诊特约医师、上海市黄浦区医药卫生学会第四届理事会顾问，同时出席中华全国中医学会妇科委员会第四届学术交流会。1989年，蔡小荪主编了《中国中医秘方大全》妇产科分卷。

可以这么说，"文化大革命"之后的十年，是蔡小荪的黄金十年，医术和学界地位都得到充分肯定，但是他的内心还是隐隐作痛，他的孩子们都未能继承父业，七代蔡氏妇科不能在他手里就此断弦。

第五章

一 蔡氏妇科传承有缘人

20 世纪 90 年代，蔡小荪已到了退休的耳顺之年，依然忙于诊务，四处讲学，依然活跃于学界。1990 年，他被上海市中医药学会聘为第一届理事会顾问。1991 年，他指导学生共同完成"五行仪的研究"，并获部级二等奖。同年 10 月，台湾华视通过北京中国新闻社来上海蔡小荪家里以及医院采访并录像，以"送子观音"为名，在台湾华视台"海棠风情"节目中播出。以后又在美国洛杉矶及芝加哥等地电台"大陆神奇"节目中重播，因此蔡小荪的医名又传遍国外及东南亚。一切都是那么的顺心，唯独一件事情让他时时挂于心中，日思夜想。

蔡小荪有三个孩子，长女蔡蓉、子伟民、次子志民，在50 年代末以及"文化大革命"时期，政策不支持子承父业，提倡"上山下乡"，几个子女先后去农村插队干农活，以后等政策允许可以继承的时候，子女年龄都已偏大，不可能再从头学起，改从他业了。自此，蔡氏妇科相传到第七代蔡小荪这里戛然而止了。

随着自己年龄渐渐上去，蔡小荪这个心结越结越紧，深深的遗憾与愧疚之情萦绕其心中，"难道两百余年的蔡氏妇科在我这里就此断了代？第八代传人在哪里？"这个问题时不时跳出来折磨他一下。或许是日有所思、夜有所想的缘故，他也时常梦见祖父蔡小香以及父亲蔡香荪的威严尊容，更感愧对祖先而心不安，但寻思着两个儿子，大儿子插队到新疆回来后去了香港发展，二儿子在崇明岛农村锻炼了几年后也去了美国，各自都在国外有了自己的事业以及家庭，将衣钵传给儿子是不太可能了，因此，他的目光转向了他的学生。他对妻子不止一次提及：蔡氏妇科必须传承，最有可能作为蔡氏妇科继承人的，应该是自己的学生——首重医德人品，次则悟性勤奋，然后再看缘分。

80 年代末，国家意识到中国传统文化的断代问题，鼓励继承发扬祖国传统文化瑰宝，于是也迎来了中医药学继承与发展的春天。1986 年，国务院成立国家中医药管理局，以提高中医在医疗卫生事业中的地位，充分发挥中医中药防病治病的作用。1992 年，国家中管局启动全国老中医药专家学术经验继承工作，其指导思想为既要发扬传统的师承方法，又要赋予时代的创新内容；既要继承导师的临床特色，又要弘扬导师分散带教的特点，更要发挥宏观统一管理的优点。

为了响应国家号召，上海市人事局、卫生局和医药管理局早于 1990 年 9 月便已联合发出了"上海市关于做好老中医药专家学术经验继承工作的若干意见"，公开招募具有较高学术水平及社会威信的老中医药专家作为继承指导老师，蔡小荪看到通知后深感欣慰，真有一种"精诚所至，金石为开"的感觉，想来蔡氏妇科终于可以借国家政策之东风，名正言顺地传承下去了，内心不禁暗暗感恩祖先的护佑。

蔡小荪凭借着祖传七代的家传史以及自身丰富的学术经验，顺利被选为上海市 25 位第一批全国老中医药专家学术经验继承工作指导老师之一，同时卫生部经过层层考核，选拔出 41 位学术继承人。

1991 年 2 月，还举行了上海市继承老中医药专家学术经验拜师大会。市政府为了加强管理，于 1992 年 3 月颁发了"上海市老中医药专家学术经验继承工作管理考核办法"，并举行了上海市继承老中医药专家学术经验研究班开学典礼。此次上海继承老中医药专家学术经验研究班，以继承老中医药专家学术经验和技术专长为目的，以培养精通中医药理论、具有丰富临床经验或独特专长和一定的科研能力、德才兼备的高层次中医中药人才或学科带头人为目标。采取了"统一管理，集中上课，分散带教，定期考核"的十六字教学方针。这个方针既接受了传统的师承方法，又增添了新的内容，在探索继承工作中具有创新的意向。

就这样，经过三年的理论与实践相结合、口传面授与统一讲课相结合、导师指点迷津与学生潜心研究相结合的教学，第一批学术继承人经严格的出师考核后，上海市继承老中医药学术经验评审委员会于 1994 年，经过对继承工作办公室严格考核，并征得学术继承人所在单位的同意，推荐准予出师的学术继承人 34 名，占全部学术继承人的 83%，投票表决结果，全部继承合格。

能通过政府这种开拓创新的传承方式，将蔡氏妇科传给更多不姓蔡的有缘人，使其在上海乃至全国遍地开花，蔡小荪觉得这是件无比光荣且有意义的事情。

紧接着，上海市也办过一届名老中医师承班，在这一批继承人中，有周翠珍、瞿晓竹二人。1984年毕业于上海中医学院的瞿晓竹，颇令蔡小荪欣慰，她早在1987—1989年就曾参加过上海市第五届中医研究班，师从于蔡小荪，故整个师承过程非常顺利，瞿晓竹跟师抄方，撰写老师学术思想、经验及病案等数万字，得到老师以及专家评审组的高度肯定，以优良成绩结业。在蔡小荪指导下撰写的结业论文《167例不孕症治愈病人年节律现象初探》，被上海市中医妇科学会推荐至第四届全国中医妇科学术大会作大会发言。后来她又在学术杂志上先后发表了《蔡小荪治疗子宫内膜异位症的经验》、《蔡小荪审时论治学说初探》、《蔡小荪治疗更年期综合征的经验》等论文，无疑成为蔡氏妇科第八代主要传人之一。

在带第一批学术继承人期间，也发生了很多其他事情。

1992年，蔡小荪居住的北京东路的房子集体动迁了，这是蔡小荪从小长大的地方，是父母留给他的有着很多美好回忆的温暖地方，诊所当年的一草一木都历历在目。蔡小荪是个念旧之人，内心真的不情愿离开，这是他感到悲伤的事情。

但也有让他感到高兴的，比如被上海市药材公司聘为专家咨询委员会委员，荣获国务院颁发的特殊贡献津贴，这是一个比较重量级的荣誉。1993年，蔡小荪任市政协农工分会与政策研究工作委员会副主任，又担任了中国农工民主党上海市第八届工作委员会医药卫生工作委员会副主任。1994年，被上海市卫生局选为上海市名中医评选工作领导小组评选委员会委员，被沪、港、台当代中医学技术中心聘为"当代中医学技术中心顾问"，被上海市第一人民医院国际医疗保健中心聘为著名专家特约顾问，同时还受聘上海市中西医结合月经病医疗协作中心以及上海市中医妇科医疗协作中心顾问。那年，蔡小荪还主要起草完成中华人民共和国中医药行业标准——《中医病证诊断疗效标准》中的中医妇科标准，并任编审委员会委员。1995年，被上海市卫生局评为"上海市名中医"，同时兼任评委，被聘为台湾针灸学会顾问，出席海峡两岸传统医学学术交流研讨会，还入选《英国剑桥国际医学名人大辞典》。

1996年，国家人事部、卫生部、中医药管理局下发〔1996〕58号文件，对全国老中医药专家学术经验继承工作有了更为明确的指示，要求遵照突出中医临床和中药技术的四项要求遴选指导老师，而选配继承人必须具备本科学历以上、45岁以下、工作8年以上等条件。于是上海市人事局、卫生局、医药管理局于1997年，遵照文件指示启动上海市第二批老中医药专家学术经验继承工作，经个人申请，单位推荐，专家委员采用无记名投票，领导小组审核后报国家中医药管理局审批，最终确定18位指导老师，蔡小荪是其中之一，其他的还有颜德馨、陆德铭、施杞、朱南孙、秦亮甫以及具有中药参茸专长的应志麟等。

当时在上海市中医文献馆老中医经验研究室工作的黄素英，正负责一项局级课题"高层次中医师承教育的研究"，非常想亲身体验这样一个教育模式，以便深入探讨高层次中医师承教育的内涵。

二　黄素英初见蔡小荪

1997年第二批全国老中医药专家学术经验继承工作正式开始。黄素英多么希望自己有师承老中医的亲身经历，这样不仅可以学习、继承名老中医的学术经验，同时也有利于当时所从事的名老中医经验的整理和传承研究工作的开展。经过努力，后又经颜德馨教授热忱推荐，得以拜在了蔡小荪的门下，成为蔡小荪第二批全国老中医药专家学术经验的继承人。

拜师大会上，33名学术继承人分别向18位指导老师献上了鲜花，黄素英是其中之一，当她将一束娇艳欲滴的鲜花献到蔡小荪手上时，内心激动之情无以言表，她向老师深深鞠了个躬，并向老师保证一定好好学习。蔡小荪欣慰地点点头，这种和蔼可亲的表情，让黄素英感到内心暖暖的。

其实，这对师徒之前就已见过一次面，当时是在石门一路的名老中医诊疗所。

上海市名老中医诊疗所，是上海市中医门诊部主办的首家由著名老中医组成的专业医疗机构，它集中了全市高水平的中医技术力量，56名专家开设专病专科门诊60多个，诊治范围包括各种肿瘤、心脑血管病、血液病、肾病、糖尿病、老年病、胃窦炎、哮喘、癫痫、脉管病、皮肤病、小儿反复呼吸道感染、厌食症、不孕症、神经精神疾病、子宫肌瘤、前列腺疾病、肥胖病、骨质增生症等各种疑难杂症。应诊专家有张镜人、裘沛然、颜德馨、蔡小荪、施维智、柯雪帆、钱伯文等，各位专家发挥特技为病员解除痛苦，为市民解决了看名中医难的问题，经医疗服务质量抽查结果表明，满意率达到95%以上。其中有很多病人是专程从海外慕名而来，因此上海市名老中医诊疗所被人称为中医诊疗的"精品屋"，享有较高的声誉。

蔡小荪作为上海市名中医，在此间每周二上午坐诊。那天上午，有些微雨，黄素英拿着颜德馨老师的一封推荐信走进蔡老的门诊室，只见到蔡小荪的诊室里坐满了病人。蔡小荪从容不迫，神情专注，一代宗师的儒雅，给黄素英留下极其深刻的印象。

黄素英的内心是忐忑的，等了一个多时辰，病人稍微少一点，她便惴惴不安地上前道："蔡老师，是颜德馨老师介绍我来的，我想做您的学生，这是他的亲笔信。"黄素英从身边拿出了一封信，蔡小荪看了黄素英一眼，点点头，接过展开，正是相交几十年的老友所写，信中写道：一仁，有中医文献馆黄素英医生负责中医师承管理，其敏而好学，欲投身蔡氏妇科门下，望一仁垂青，纳入蔡氏门墙云云。

颜德馨，1920年出生于江苏丹阳，当时是上海铁道中心医院（现为上海市第十人民医院）教授、主任医师，国医大师、全国著名中医理论家、中医临床学家。颜德馨系先贤亚圣颜渊之后裔，自幼从父江南名中医颜亦鲁学医，复入上海中国医学院深造，毕业后悬壶于沪上，屡起沉疴，不坠家声。在几十年行医生涯中，创立"衡法"治则，根据《黄帝内经》"人之所有者，血与气耳"之说，认为气血是人体脏腑、经络、九窍等一切组织器官进行生理活动的物质基础，提出"气为百病之长，血为百病之胎"，"久病必有瘀，怪病必有瘀"的学术观点及调气活血为主的"衡法"治则，在中医治则学研究中，开辟了新的天地，是理论上的一个重大突破。这一法则在 80 年代应用于延缓衰老，从事"瘀血与衰老"的科学研究。衡法学说，荣获国家中医药管理局科技进步二等奖；还由上海科教电影制片厂，根据颜氏学说，拍摄"抗衰老"科技片，参加国际生命科学电影展并获奖。1990 年，经人事部、卫生部、国家中医药管理局确认为全国首届继承名老中医药专家学术经验工作指导老师，1991 年起享受国务院政府特殊津贴待遇，1994 年获英国剑桥大学世界名人成就贡献奖及美国名人传记学会 20 世纪成就奖。1995 年获首届"上海市名中医"称号。

1936 年，当颜德馨 16 岁时，考进了上海中国医学院，来到了上海。随程门雪、徐小圃、秦伯未、盛心如、单养和、费通甫、祝味菊、章次公等中医大家学习，并且与蔡香荪结识，随蔡香荪抄方，自此经常出入蔡家，那时起就与年轻的蔡小荪十分投缘，他比蔡小荪长了几岁，二人友情一直持续了几十年。

见到熟悉的字迹，蔡小荪抬头仔细打量了一下黄素英，当时也并未多说什么，只是礼节性地点头说好，并约定日后再登门拜师，没想到会有集体拜师这么隆重的仪式。

事实上，蔡小荪第一次见到黄素英时，就对她十分满意。蔡小荪十分赞赏她为了做师承教育研究而来亲身体验的钻研精神，同时，他相信黄素英在师承方面有着更多自己的独特领悟。

所以，黄素英第一次跟他抄方结束后，蔡小荪便拿出一篇《蔡氏小传》给黄素英，语重心长地嘱咐她，回家抄写一遍，可见他对这位学生所寄予的厚望——入门为蔡氏传人，需要承继先人，传续后人。

当时黄素英并不明其意，却也一笔一画不敢偷懒，等到抄完，灵光一闪，她明白恩师的苦心孤诣，"学习蔡氏妇科，首先要了解的是蔡氏历史，因为学医不仅学的是医，更重要的是学做人，学习蔡氏行医做人的精神"。意识到老师有意要将衣钵相传时，黄素英内心既深为感动又倍感压力，但她最终将自己所有的复杂思绪一股脑儿化作动力了，一心一意学习蔡氏妇科。

黄素英后来表示：这一路走来真心不易，各种峰回路转，最终尘埃落定，能够拜在海派中医妇科泰斗蔡小荪门下，她深感是一种福报。

1953 年，黄素英生于上海。1970 年，刚初中毕业的黄素英进入了上山下乡的洪流。不过庆幸的是，因为当时的政策，通过投亲靠友，她被安排到江西共产主义劳动大学黎川分校上学。来不及细想，她便选择了医学专业，在她毕业后，却被安排到机关工作，成为一名打字员。尽管如此，她并没有放弃学医的念头。1974 年，她如愿以偿被推荐到江西中医学院中医系学习。后又受阿尔巴尼亚电影《创伤》中女外科医生形象的影响，她希望自己将来也能成为一名外科医生，因此，她经常独自跑到解剖室里学习解剖知识。在学校里，她遇到了令她钦佩的老师，中医经文倒背如流，对中医四大经典更是了如指掌，对经文的理解也颇有见地。她深知自己的资质尚浅，短时间内是难以领悟中医的精髓，于是她专心研读中医著作，一下课就追着老师提问。

那几年，黄素英可谓是两耳不闻窗外事，一心只读中医书。1977 年，黄素英在江西中医学院的医学史和各家学说教研室任职。第一年当辅导员时，她与学生年纪相仿，亦师亦友，经常跟学生一起听课，因为要学习如何上课，所以同样的课她经常会听好几遍，这样的学习一学就是 5 年，即便怀孕时也没有落下课程。

1993 年，黄素英才回到上海，任职于中医文献馆老中医经验研究室。当时的重要工作内容之一是中医师承教育管理，她曾在江西中医学院时，便对中医传承问题有所研究，申报过相关课题，一直主张"中医师承与学位教育结合"的中医教育模式。如今，能够拜在蔡小荪门下，聆听名师教诲，系统传承名医经验，亲身感受这种教育模式的优势，令她感到十分庆幸，她有志于将蔡氏妇科进一步发扬光大，同时更希望通过自己的实践，进一步研究及完善中医师承教育模式。

由于家住得比较远，黄素英必须每天骑着助动车横跨上海市，从上海市西部的北新泾赶行至近三十公里外的第一人民医院跟师门诊，风雨无阻，从不迟到早退，因为她知道这学习机会来之不易。每次跟师临证，她一边为病人抄写处方，一边还将药方记录在笔记本上，琢磨老师的用药思路，有时还要回答病人这样那样的问题，时常忙得晕头转向。

在三年的跟师过程中，黄素英深刻体会到蔡小荪的仁心仁术，为老一辈中医人身上所具有的某种精神品质所感动。尤其在临床门诊上，目睹着老先生每半天就要看六七十号病人，面无疲态，永远一副和蔼可亲的态度，为了节约时间，不喝水不上洗手间，总是在看完最后一个病人后很晚才吃中午饭。正如他的名字"一仁"，他始终以"诚仁"作为为人处世的准则，关心病人疾苦，方药与心理诸疗并重，医德至上，实事求是，绝不危言耸听，哗众取宠，尊重同道，忌江湖义气、同行嫉妒、诋毁他人。"其实，这个医生也是很好的，他开的药也有他的道理。"这是蔡小荪经常对病人说的话，只要有病人对他说，某某医生开的药无效，他就这样对病人说。

他时常告诫学生道：蔡氏传业有两个准则，一是医生治病救人，应不计酬劳；二是应终生做好事，以弥补工作中难免的差错。在门诊上，黄素英时常见蔡小荪对经济有困难的病人不但不收诊金，还自掏腰包救济。

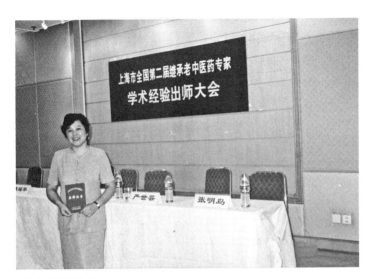

> 黄素英拜师结业

三　黄素英跟师得真传

在临床诊断疾病时，蔡小荪时常教导黄素英："望、闻、问、切四诊，乃中医医家诊察疾病之规矩准绳。"必须四诊合参，才能"从外测内，见证推病，以常衡变"，认识疾病之属性、病位之深浅、病邪之进退、正邪之盛衰、标本之传变、预后之凶吉。

他时常提到其先祖蔡砚香在《临证秘传》中所说："而在妇女近案，身之未坐之时，必须留心观察，探其形神。见其腹大起凸者，非胎即癥；见其脘间手掩者，非痛即胀；头

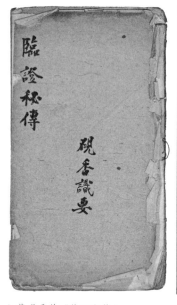
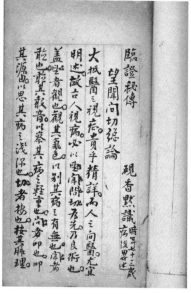

＞蔡砚香著《临证秘传》

痛绢宝者，非风即寒；目赤羞明者，非火即热；体侧而走者，定是腰酸；身曲而行者，必然腹痛……惟于未诊之前，静而察之，然后问其病源，由症合脉，其效如神。"这是蔡氏妇科临证望诊的技巧，而对于问诊，强调在问女子病时必须按年龄不同而区别之，欲询问婚嫁、生育、经候、乳腹、带浊、恶阻与漏胎、滑胎等情况，对于处女和尼寡须平心徐问，以"善全其问"，"问不明，则茫然莫辨；问必精，则晓然可思。故必以问为要道"。蔡小荪强调作为妇科医生尤其要重视问诊，因为看妇科病往往会涉及个人隐私，很多妇女由于羞怯而不肯尽言病情，这样不利于医生诊断。

蔡小荪一般在就诊之初的瞬间，便已观察了解并初步掌握患者性格和疾病特点，以从其喜恶，得其信任，通过和蔼态度和语言技巧，解除其顾虑、羞涩、暴躁、自卑诸心理，获悉可靠病史，以利正确施治。尤其是对一些重症绝经前后诸症患者，往往浑身上下不舒服，主诉一般较多，就要抓住一些关键点巧问，可全面而针对性地了解病情，问诊的过程，同时也是一个心理疏导和治疗的过程。蔡小荪常说：妇科疾病错综复杂，特别是一些疑难病，有时着意对问，不得其情，他事闲言，反见真面，所以强调广问，若不广泛询问，就可能遗漏疾病关键之处。此外，蔡小荪还常教导学生要围绕疾病本身进行详细问诊，也是非常有必要的，因为病人有时会忽略一些临床比较有诊断价值的小事，往往需要医生耐心细心地引导询问。

黄素英在临床跟诊时，十分注意观察老师蔡小荪的问诊特点，将其归纳为巧问、广问、细问，并深深体会到其中的奥妙。她曾在老师门诊上见一男性不育病人，就诊前已遍投中药治疗不育诸法，均未见效。四诊所获，唯舌质偏红，令人茫然。老师便开始广泛问诊，结果患者无意间说到因婚久不育，夫妻经常吵架，妻子限期要求他必须治愈，让他倍感压力，所以除正常的治疗外，他还长期大量服用牛鞭、海狗肾等补阳之品，反致出现阳痿现象而不知其由。

而蔡小荪此时已找到该男子疾病的原因了，他指出：过服壮阳药物，譬如灯油已竭，不加油而燃火则愈燃愈枯，故

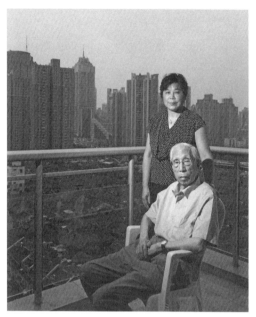

〉黄素英与蔡小荪

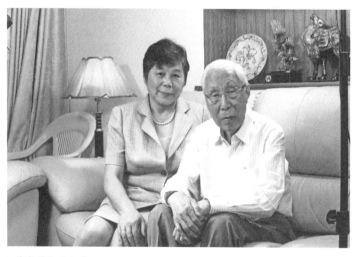

〉黄素英与蔡小荪

反其道而行之。因此马上令其停服壮阳药物，并嘱咐他每天适量吃滋阴补肝肾的甲鱼，也不投他药，二月许女方便怀孕。若不是广泛问及其饮食起居、平素喜恶、夫妻感情等情况，就很难找到病因。

有一对夫妇来到蔡小荪门诊，结婚十余年未孕，男女双方已在各大医院做过检查，均无异常发现，不知如何是好，蔡小荪便从化验检查以外找原因，经与男方一番细谈，终于找到症结所在。原来男方在异地，一周回一次，留住 2 日，每月团聚 4 次，并无异常，但经过细问才发现每夜房事达 3 次，实属纵欲过多。

隋代医家巢元方说："凡初交之后，最宜降息，勿复交接，以扰子宫。"明代医家张景岳亦说："凡其初交，亦不过一滴之元精耳，此其橐钥正无依，根荄尚无地，巩之则固，决之则流，故凡受胎之后，极宜节欲，以防泛滥。"沈金鳌亦认为，"精血初凝，恐再冲击"，男子应该"别寝"。该男子泛滥无度，正犯了受胎所忌。

于是，蔡小荪先给他开了知柏地黄丸以养阴清心，并嘱咐他不到女方排卵期宜远离房事，在排卵期则应不失时机；其次嘱咐女方测量基础体温以候准排卵之期。果然一举奏功，不久就怀孕了。因此，对于女子不孕症，除要考虑女性本身的身体状况外，还要注意男性的问题；对男子不育症的治疗蔡小荪提出要分三个步骤，即"清心寡欲——养阴填精——补肾助阳"。他常说情志安宁，交媾合时，性欲节制，是成孕致育的重要因素。

让黄素英更为感慨及佩服的是老师临床观察入微、明察秋毫的本事，避免了一次又一次可能发生的事故，使一个又一个生命得以降生。为了强调审证明辨的重要性，蔡小荪给她讲过这么一个故事。

在 20 世纪 60 年代初的一个除夕下午，蔡小荪所在地段医院的房东唐先生的儿媳月经过期未行，且伴随腹痛，患者自认为是她一贯有的慢性盆腔炎发作，因此没有去看西医，一直等到下午请蔡小荪看。蔡小荪根据患者有慢性盆腔炎病史，月经过期未行，小腹有压痛，但无发热等症，十分怀疑是宫外孕。患者坚持说自己输卵管已结扎，不可能怀孕，患者婆婆也觉得没有必要上医院，加上又是除夕，坚持等过了年再去看医生。

蔡小荪不厌其烦，再三与其家人说明缘由："根据她的临床表现，不能排除宫外孕，即使输卵管已经结扎，也会因某些原因通了而致怀孕，如果是宫外孕，不及时处理的话将导致生命危险，必须抓紧时间到西医医院进行检查。"一听有生命危险，患者便去医院检查，果真为宫外孕，西医医生当时就对她说："如果晚来一小时，输卵管就会破裂，将会出现生命危险。"如果不是蔡小荪通晓西医、审查入微，估计要出人命。

还有一次门诊上，一位 23 岁的姑娘前来就诊，她血崩不止，血红蛋白仅 5 g/dl，多方治疗无效，生命危在旦夕。蔡小荪看了病历后，又仔细检查病人，于是当机立断，用了附子、炮姜、阿胶、艾叶配上自制的验方以温阳止血，仅服

170

3剂，果然病人的血就止住了。没过几天，姑娘的脸色渐转红润，恢复了生气。

黄素英见此深感疑惑，问为什么出血症不治以凉血止血，却用了温阳之品。蔡小荪答：他看了病例，发现前医均用凉血止血药，但经问诊，病人的经血色淡而稀薄，人畏寒。可见，由于出血日久，失血过多，身体状况已由血虚阴亏转为阳虚，如果再用凉血止血药，则是在已极其虚弱的身体上雪上加霜。蔡小荪教导道："医道虽繁，能精心专研，审证明辨，对症施治，也不难奏功。吾非有异人之目，洞见脏腑之变，亦非有异人之术，可愈不治之病，唯问及他医未问之症，以知之除之。"黄素英频频点头。

临床上，蔡小荪十分强调审证求因，治病求本。如治疗月经病主张："闭则不专攻伐，崩则不尚止涩。"他常说女子血常不足，极易导致肝体失养而致闭经，同时女子在经带胎产中颇多耗伤肾气，导致闭经。因此对闭经的治疗，不能急切图功，妄事攻伐，当补肾养血，血至而经自下。临床上一般采用"以调为主，养血为先，理气为要"。而对于崩漏，认为其一般来势较猛，前人所谓的"先止血以塞其流"是急则治标的应急措施，对一般的崩证，只能取效一时。但对功能性子宫出血患者如果不辨证求因，而采用单纯止血，往往得不到预期效果。塞流并非不辨证因，单纯止血，否则愈塞流则崩愈甚。如对于血瘀崩漏，则当活血化瘀，否则瘀血不去，新血不生，血不归经，则出血不止。

黄素英在跟诊时也经常见一些病人从世界各地飞到国内

看蔡小荪，多为在国外医治多年不孕的华人，已被国外医生判了"死刑"的，她们大多经国内的亲戚朋友推荐，抱着试试看的最后一线希望前来就诊。

1997年一个夏日，蔡小荪正在美国洛杉矶探亲，一位定居美国的蒋女士慕名从旧金山赶来求诊。她原是一名西医儿科医师，已36岁未孕，17岁月经初潮便有痛经，疼痛剧烈，有时甚至出现阵发性疼痛，面色苍白，冷汗频出，手足发凉，恶心呕吐，甚至晕厥，疼痛一直要持续到月经期结束，影响生活及工作。曾服阿司匹林、安乃近、颠茄片及中药乌鸡白凤丸、艾附暖宫丸、益母草等，均疗效不显，后服消炎痛略有效而坚持服用。1992年结婚，1993年赴美定居后停服，痛经依旧，遍请美国著名医生诊治，确诊为子宫内膜异位症伴不孕，1994年先后做过3次人工授精及试管婴儿，均未成功，后因为子宫内膜异位症严重而施腹腔镜手术以清除异位在卵巢和输卵管的粘连疤痕组织，时隔三月后诸证复作，超声检查示"左侧卵巢囊肿"约鸽蛋大小，后行卵巢囊肿引流术。美国医生认为已无可能怀孕，建议切除子宫。正在她一筹莫展之时，国内有朋友来美公干相遇，说起此事，朋友建议请蔡小荪医生诊治，她辗转打听到蔡小荪正在美国，于是抱着一线希望前来。

对于子宫内膜异位症，蔡小荪也认为是比较难治的一种妇科病，但在他这里治愈的也有不少，他主要依据历代医家治疗"血瘀"、"癥结"的经验，以理气通滞、活血化瘀为大法。他曾对黄素英说："一定要注意整体辨证，并结合病因

172

治疗，来调整脏腑、气血、阴阳的生理功能，即求因为主，止痛为辅。"说完思索片刻，在病例上写上"宿瘀内结、瘀而成癥，伴肾气不足。治拟活血化瘀消癥，参育肾促孕。"经过询问得知蒋女士此时正值经净后，于是从容写下处方：茯苓12克、桂枝3克、赤芍10克、牡丹皮10克、桃仁10克、夏枯草20克、皂角刺30克、炙穿山甲9克、路路通10克、淫羊藿12克、巴戟天10克、炒杜仲12克，服7剂。

这则病例，蔡小荪曾专门考了一下黄素英："何以如此处方？"

黄素英想起了老师自创的内异周期疗法，便大胆答道："这是老师的内异周期疗法，患者现正处经净期，故以'内异3号'方为基础，进行活血化瘀消癥、育肾通络。"蔡小荪听后欣然点头，然后说道："没错，本方实为《金匮要略》桂枝茯苓丸加味，桂枝茯苓丸治瘀阻，下癥块；皂角刺、炙穿山甲、路路通、夏枯草等穿透破坚，软坚散结。考虑到不孕，故加育肾之淫羊藿、巴戟天、炒杜仲使肾气旺盛，按时排卵，为孕育打下基础。"

过了一星期，病人又来复诊，此时正值其排卵期，蔡小荪拟"孕2方"以育肾培元，药用：茯苓12克、丹参12克、生地黄12克、熟地黄12克、仙茅10克、淫羊藿12克、鹿角霜10克、肉苁蓉10克、巴戟天10克、制黄精12克、紫石英12克、女贞子10克，服8剂，另加服河车大造丸2瓶，方中大队温煦肾阳之药以增黄体酮以助孕。上方服完后，嘱患者停药3天后再来就诊，此时正值经前期，处方"内异1

173

方"，药用：炒当归 10 克、生地黄 10 克、川芎 6 克、赤芍 10 克、败酱草 20 克、五灵脂 10 克、制香附 10 克、怀牛膝 10 克、延胡索 12 克、制乳香 6 克、制没药 6 克、生蒲黄 12 克、艾叶 2 克，服 10 剂。

对此，蔡小荪解释其中的奥妙之处："本案之本为癥瘕，痛经剧烈，这是'离经之血'不能排出所致。应按'血实宜决之'治则，故经前、经期以活血化瘀为主，在四物汤基础上加失笑散、制乳没以破散癥积宿血，用香附、牛膝、延胡索理气活血，达到气行则血行，通则不痛之效，加艾叶以温散寒邪解凝。此外需要牢记，一般痛经尤其是子宫内膜异位症引起的痛经，应在行经前三天即开始服药，否则较难取效。"

就这样，如此三方根据症状进行加减调整，服药两个月后患者经期腹痛明显减轻，血块减少，但有反复。蔡小荪嘱其继续按此服药，并自行进行体温监测。1998 年 3 月，患者来电称经行腹痛基本消失，略有隐痛，基础体温已由单相转为双相，但欠典型，医院检查示左侧卵巢囊肿缩小。如此继续调理直至 5 月，来电称月事值期未行，基础体温居上不下，尿 HCG 阳性，医院诊断为早孕，患者及其家属欣喜万分，连声道谢。蔡小荪为该患者调治半年余，数十年的痛经随之烟消云散，瘀去络通，受孕妊娠，顽疾告愈，令美国医学专家瞠目结舌，百思不得其解，他们对中国传统医学及医生赞不绝口。

转眼间三年过去了，第二批全国老中医药专家学术经验继承工作结束了，黄素英顺利结业。在蔡小荪的精心指导以及自身的努力下，她基本掌握了蔡氏妇科的辨证思路以及用药规律，临床疗效以及门诊量也有了明显的提升。

有一次，一个母亲带着女儿来看病，女儿30多岁，每次月经量都很大，经期较长，结束没几天又开始淋漓出血至下次经期，到处寻医问药，已八九年都没治好，男朋友也因此分手了。患者来就诊时阴道已经出血，经期将临，黄素英详细问诊后辨证为瘀血引起，遂决定用生蒲黄和花蕊石，加清瘀的败酱草、红藤等化瘀调经，开了两周的中药，结果没到两周，那位母亲就来了，关上诊室门后，就扑通一声跪下了，说她女儿吃了几剂药后，月经提前了两天，并且掉下一块印泥盒大小的血块后，月经很快就干净了。黄素英按照蔡氏妇科周期疗法继续为她治疗，基础体温也由原来的单相转为双相了，多年顽疾就此而愈，母女俩感激涕零。

古书云：花蕊石可以化瘀为水，下死胎，这个病例让黄素英明白，那个女孩其实是子宫内膜增厚，同时也有慢性盆腔炎，所以经行淋漓，用生蒲黄及花蕊石把内膜拉下来了，所以不再淋漓，这个病例给了黄素英很大启发，此后她将这个方法应用于治疗子宫内膜增厚的病人，屡屡显效。虽已有成就感，但黄素英觉得还不够，要真正将蔡氏妇科的学术思想摸透并融会贯通，还有很长的一段路要走，师傅领进门，修行在个人，跟师继承学习结束后，她开始撰写总结有关蔡氏妇科经验的书籍及论文，将蔡氏妇科发扬光大。

❦ 第六章 ❦

一 蔡小荪收徒付金荣

历史的车轮向前滚动，转眼间就到了 21 世纪。

2000 年，国家公布了首批全国名老中医药专家名单，蔡小荪榜上有名。那年，他撰写出版了两本专著，分别为文汇出版社出版的《中华名中医治病囊秘——蔡小荪》以及上海科技教育出版社出版的《蔡小荪谈妇科病》。2002 年，蔡小荪 80 岁，《中国百年百名中医临床家丛书——蔡小荪》一书也出版了，他被聘为上海市中医药学会妇科分会第七届委员会名誉顾问，任中国农工民主党上海市第十届工作委员会医药卫生工作委员会资深委员，在蔡小荪悬壶 60 周年庆典之际，中国农工民主党上海市委员会主委左焕琛发来贺信。同时，那年第三批全国老中医药专家学术经验继承工作也开始了，蔡小荪继任指导老师，想要跟随蔡小荪的学生有很多，经过卫生局一定程序的层层选拔，最终，龙华医院妇科年轻医生付金荣成为蔡小荪第三批经验继承学生。

付金荣，60 年代出生，江西中医学院本科毕业后，便被分配到基层县中医医院工作。1994 年，她考上了上海中医药大学龙华临床医学院李祥云教授的硕士研究生，主攻中医妇科，经过三年锤炼后，1997 年以优异成绩毕业并留了龙华医院妇科工作。工作五年后，正巧遇上第三批全国老中医药专家学术经验继承班招生，于是，付金荣二话没说便报了名。其实，早在江西中医学院读书时，她便已知晓华东地区这位中医妇科学界的大师级人物，万万没想到，自己竟然可以成为蔡小荪教授第三批经验继承者，真是喜不自禁。

付金荣初次见蔡小荪是在他八十大寿宴会上，当时，黄素英召集蔡小荪的所有学生一同赶来给老师拜寿，也把尚未跟师、刚被录取的付金荣叫上了。

付金荣心里是有些忐忑的，曾听人说先生威严得很，不苟言笑，十分讲究言谈举止，而她自己却是一个大大咧咧、直爽随意之人，怕老师不喜。平素在衣着方面十分随意的她，那天还特地把自己打理了一番。一进宴厅，付金荣便见到老师微笑端坐，气质儒雅，声音浑厚，一旁的师母一看就是大家闺秀，和蔼可亲。

"蔡老，这是小付，您新收的学生，这个江西女孩子今天还换了行头，特意来行拜师礼的哦！"黄素英抽了个空，把付金荣推到前面，向蔡小荪介绍起付金荣。

"哦，好，好，我喜欢的，小付不要客气，就我身边坐吧。"蔡小荪望着付金荣，频频点头，一脸和气。付金荣恭恭敬敬给老师递上一盏茶，那青花瓷的茶盏里，几片碧螺春茶叶打着旋沉到水底，煞是好看。蔡小荪接过茶盏呷了一口，说道："今天耄耋做寿，学生金荣登门，是蔡氏妇科的好兆头，金玉满堂，杏林荣辉。"

付金荣又惊又喜，她连忙道："先生，金荣身为蔡氏妇科门下学生，祝老师福如东海，寿比南山。"蔡小荪听罢朗声大笑，缘分缘分，在座学生都鼓起掌来。

此时，付金荣觉得来到了一个温暖和谐的大家庭，一下全身放松了。八十大寿过后，付金荣又专程过府拜见老师。坐在客厅的沙发上，听老师谈他的家族，聊自己的爱好，她发现蔡小荪非常随和，就把自己当成是自家的孩子，这使她一点也不觉得拘束。此次拜访后，付金荣便开始正式跟师抄方学习了。

当时，蔡小荪每周一至五都有半天专家门诊，付金荣脱产一年跟师学习，分别在石门一路、曙光医院、名医堂三地跟老师抄方。一开始，她帮老师抄方，同时还要在自己的笔记本上将病人的完整病例抄录下来。后来，为了减轻老师负担，付金荣索性先帮蔡老将病史问好后记录下来，然后再给老师看，若有出入，蔡老再修改，然后蔡老口述药方，她写下方子后再给病人去抓药。

蔡小荪非常欣赏付金荣的速度快，且少有出错。一上午，蔡小荪限号50人，但他总是为病人考虑，尽管病人很多，但只要病人要求加号，他都欣然接受，从不拒绝，大家都劝他减少门诊，但他总说："病人这么远路，来一趟不容易。"所以，每次一上午总要加到六七十号，通常到下午1点左右才结束门诊，师徒二人才开始吃午饭。有一次，蔡小荪发高烧，第二天早晨体温没退，仍然38.5℃，医院劝他当天停诊，蔡小荪不允，坚持看完了50号病人才回去补液。这些言行举止，付金荣看在了眼里，记在了心里，她被老师的医德医风所感动。

虽然跟师门诊忙碌，但在门诊之余，师徒二人还会风趣地聊两句，付金荣性格外向直接，师生之间相处完全没有当初那么拘谨。有一次，付金荣早早来到门诊，带了个面包当早饭吃，吃兴正浓时，蔡小荪进来了，看着她狼吞虎咽的样子，笑道："面包还是用手掰着吃比较好。"付金荣忍俊不禁，一口差点没噎着。又有一次门诊，病人特别多，门诊一结束，蔡小荪便下楼了，付金荣觉得非常疲惫，坐在那里闭着眼定定神，过一会，蔡小荪上楼来了。

"金荣，知道我刚才哪里去了？"蔡小荪故作神秘。

"老师饿了，刚才吃过了一杯咖啡一块小方。"付金荣打趣道。

"猜不到吧，你哥哥（付金荣称蔡小荪之子蔡志民为兄长）买了一辆新车，我开着这辆车去外头兜了一圈，开心吧，老师最喜欢车了！"

"老师奕奕精神，八十高龄宝刀不老，金荣佩服得五体投地，我年龄跟您差那么多，身体真还不如您！"付金荣赞叹道。

蔡小荪高兴之余，也不忘安慰学生："哎，你现在处于中流砥柱的中青年时期，事情特别多，要照顾家和孩子，还要上班，还要到我这里抄方，你太劳累了……"听得付金荣十分感慨，此时的老师，如她的父亲般令人感到温暖。

付金荣多次跟蔡小荪门诊，感觉到老师深厚的中医功底，绝对可以代表老一辈传统中医的形象。师徒之间经常有这样的对话：

"老师，您所有的医疗行为都是非常传统经典的。"

"那是因为我熟读古籍。不过，各时期医家都受其时代哲学思想陶冶和疾病谱的局限，故读古籍不仅要深解其医理，且要熟悉其历史背景和疾病特点，方能不存偏见，以致形成门户之见，甚至错误学术观点。"

"老师，多囊卵巢综合征，您常用皂角刺，是何原因呢?"

"金荣，你不见树干上的刺可刺破囊而愈病，这是古代取类比象的思维。"

付金荣跟师发现，蔡小荪在治疗崩漏时，灵活应用蒲黄一药，颇具特色：生蒲黄能活血去瘀，而蒲黄炭则能收敛止血，用量在10—60克不等。而他治疗子宫肌瘤也颇具特色，主张化瘀消坚周期调治法，根据月经的周期，分两步，经期（月经干净后）采用活血消坚为主，用桂枝茯苓丸，月经期以化瘀调经为主，四物汤加减。

"子宫肌瘤是妇科临床常见沉疴难疗之疾，临床上应结合患者素体强弱、病邪轻重，以随症加减。早期患者一般体质较盛，宜攻为主。后期因长期出血导致气血两亏，则可加扶正化瘀的药物，如党参、黄芪、黄精等，不宜急于求成。更年期前后患有子宫肌瘤者，应催断其经水，促使肌瘤自消，可用苦参、寒水石、夏枯草平肝清热，消瘤防癌。妊娠合并肌瘤导致下红者，应以迅速止血安胎为主，血止后仍应仔细观察胎儿的发育与肌瘤的发展，如果肌瘤发展较快，同时，则应考虑终止妊娠。"在付金荣的笔记本上，记下了蔡小荪这些灵活多变的辨证辨病方法，充分反映了蔡小荪诊疗的思路，对付金荣颇有启迪，在自己的临床仿效上亦颇多应验。

此外，除了蔡老熟读经典、中医功底扎实外，付金荣还十分佩服八十余高龄的蔡小荪与时俱进的思维，脑子一点没有固化。

虽已八十余高龄，还在不断地汲取新知识，如临床经常碰到西医诊治无效而慕名前来求治者，蔡小荪都要详细了解病情和西医治疗情况及相关检查，由于对一些新药的商品及相关检查的新指标不甚了解，则要求学生回去后查阅清楚，说对临证用药也有参考价值，也利于进一步积累经验，提高临床疗效。

蔡小荪常说：中医妇科源远流长，长期以来辨证论治的方法颇具特色，随着时代的发展变化，妇人之生活环境已有了显著变化，因此在病理上也有了新的特点，产生了许多新的疾病谱，这种古老单一的辨证方法受到了挑战，必须及时汲取新的现代医学知识，才能提高临床疗效，才能解除病人痛苦。

比如复发性流产发病率逐年上升，过去治疗主张重在孕前调理，宜补肾健脾养血，固冲调治，受孕后予以补肾益脾，调冲任固胎元。但这种疾病的发病原因已不是那么单纯，而越来越引起人们的重视，在具体治疗中必须要靠现代医学查找原因，明确诊断，辨病与辨证相结合，方能提高疗效，如因抗体阳性者，则在补肾调周辨证基础上加用"贯众"一味，同时嘱患者男用避孕半年以上；因支原体或衣原体感染者则在补肾调周基础上，加用清热解毒药，败酱草、鸭趾草、石见穿等；因子宫内膜异位症者则在周期调治法的基础上，结合活血化瘀散结的方法，多加用桂枝茯苓丸等，临床效果明显提高。

有一次，付金荣问到关于输卵管堵塞的疾病，这是导致女性不孕的一大因素，主要与妇科炎症相关，蔡小荪说治疗此病的思路，主要是在病人月经期用中药将炎症排出，这与现代医学在病人月经期用抗生素治疗是同出一辙的。

另外，关于一月堕胎现象，蔡小荪可以根据病人状态、出血情况、脉象等来判断到底是堕胎还是来月经，这与现代医学后来发展出来的 HCG 检测方法吻合。在跟诊时，也经常遇到做试管婴儿反复失败的病人，但经他调理过后便能成功。付金荣对此感到不解，蔡小荪对她说：

"经我们调治后做试管婴儿的成功率很高，这个要研究一下，因为以前没有，所以必须要有创新思维，新问题要新解决。这里面有几个步骤，第一步要看是什么病引起，是内异、无排卵、多囊卵巢还是其他？我们按病来调；第二步是种植，其最大障碍是排异，要想办法减轻排异反应，我觉得，西医的排异反应就有如中医的肝急，需要柔肝缓急，用芍药甘草汤来减轻排异反应；第三步是保胎，种进去后就应该保胎，目前试管婴儿成功率较低，只有30％—40％，就是不知如何去保胎，我们中医有办法施肥，用育肾、和胃、养血法，每次都很成功。"

"老师这个方法太妙了，但是西医也有保胎药，效果也很好。"付金荣说。

"不管用什么方法，只要能解决问题，都是可以的，我并不太懂西医。"蔡小荪说。

付金荣十分敬佩老师的谦虚，以及对人一贯尊重的态度。作为老师，蔡小荪从来不会对她说"你应该如何如何"，而总是说"我觉得应该如何如何"。

付金荣在跟师的三年中，深刻体会到蔡氏妇科的显著疗效，掌握了蔡小荪很多临证思路以及用药经验。常有一些病例让她记忆深刻，赞叹蔡老的妙手回春。

有一位顽固性痛经病人，十年痛经不愈，蔡小荪七副药就解决了她的问题，主要用了他的经验方：茯苓、姜半夏、延胡索、吴茱萸、没药、小茴香等药。"关键还是辨证准确，用药恰当，若有呕吐用姜半夏、吴茱萸等；怕冷用小茴香、艾叶等；酒延胡与延胡索也不一样，酒的化瘀效果更好；雏菊与菊花也不同，肝郁者多用雏菊。"蔡小荪说。

又有一次，一个病人来就诊，西医诊断为冰冻骨盆，也就是整个盆腔完全粘连，专科医院已经判了死刑，让她领养孩子。蔡小荪经过问诊，得知病人并不感觉十分疼痛，而主要是来慕名求子的，蔡小荪给她处方，过了三个月，该病人居然怀孕了，最终生了一个男孩。

"金荣啊，不可以轻易给病人判死刑的，一定记住，这个病我看不好不等于真的看不好，我看不好不等于别人也看不好，而是自己技术不够罢了。"蔡小荪对付金荣说。

转眼间，跟师三年已匆匆而过，付金荣写下了很多跟师继承心得，如扶虚消瘀法治流产后胎盘残留、妊娠恶阻用药心得、蔡小荪用玉烛散治疗闭经心得、论蔡师活血化瘀治崩漏、蔡师活血化瘀治痛经一案心得、蔡小荪论肾虚与不孕症、蔡师临床炭剂的应用体会、重用黄芪治崩漏……她感到这三年收获非常大，在最后出师考核中，对于同一病人，她开出的方子，与老师蔡小荪的如出一辙，2005年她顺利出师。

以后，付金荣在临床独立应诊时，根据蔡师传授的经验，总结了用于常见病如无排卵、多囊卵巢综合征、子宫内膜异位症、输卵管阻塞等的治疗方法，并拟定了固定处方，每得灵验，对蔡师的高超医技也更加钦佩。

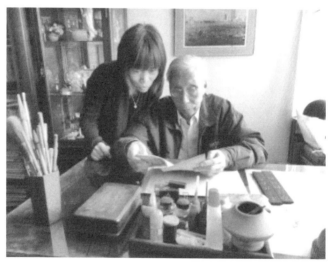

> 付金荣与蔡小荪

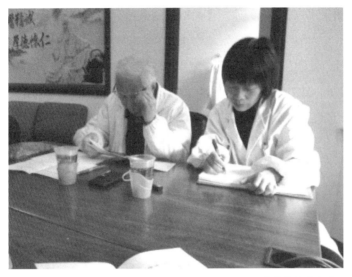

　　曾遇到一患者，16岁，高中学生，闭经三年，多方治疗效果不佳，必须西药人工周期方能行经，停药则闭，孩子母亲非常着急，来院求诊，血内分泌检查雌激素水平偏低，B超提示子宫偏小，形体偏胖，舌质淡，边有齿印，脉细。付金荣根据蔡小荪治疗闭经"以调为主，养血为先，理气为要，不专攻伐"的要点，临床以四物汤为基础，周期调治，随症加减，服药三月后，孩子月经正常来潮一次，信心倍增，嘱服中药继续调理几月后治愈。

　　付金荣将蔡小荪按月经生理周期调治妇科疾病的学术思想应用于临床，感觉看病速度明显增快，效果也比以前有较大提高。此外，蔡小荪用药以简、轻、验为准则，处方虽精炼，疗效却卓著，他颇具风格的用药特色也使付金荣真正理解了"所谓轻可去实"的含义，经过三年的跟师学习，她临证时改变了过去由于担心疗效欠佳而用大方甚至药物堆砌的习惯，处方药物虽少，而疗效却在提高，病人复诊率也比过去有提升，这些都得益于她跟蔡师而学习到的"抓住主要矛盾的辨证手段和灵活选方用药的技巧"。

所以，虽然现在跟师学习已经结束，但付金荣还经常拎上水果，或捧上鲜花，或带上新口味的蛋糕、巧克力等去蔡师家中看望，与他探讨一些难治病例，也会聊聊生活工作中的琐事。

有一次，蔡小荪生病住院，打着点滴，付金荣带着自己的两个研究生前去探望，蔡小荪非常高兴，但在病床上都不忘要讨论一下学术，他对两位年轻研究生说："你们老师现在正在研究关于如何提高试管婴儿成功率的问题，但她很忙，没时间整理我的病案，近期我这里又有两个非常典型的病例，你们帮她整理出来。"两学生频频点头。

此后，付金荣又参与了"十一五"国家科技攻关计划"名老中医学术思想、经验传承研究"，总结了蔡小荪"周期论治"理论、痛经辨证新理论、《金匮要略》新见解、醇正用药特点、"求因为主，止血为辅"治崩漏、从肝心肾论治更年期综合征观点等。后来，付金荣评上了上海市中医药领军人才，又跟蔡小荪学习了几年，还在其指导下，撰写了《蔡小荪论治不孕症》一书，以不孕症为切入点，总结了蔡小荪治疗不孕症的学术思想以及周期调治不孕症的相关疾病，包括临床经验、辨证思维、诊治特点、用药特色等，该书于2013年由上海科学技术出版社出版发行，深受同行欢迎。

二　张婷婷拜师蔡小荪

付金荣出师的 2005 年，上海市中医文献馆成立了"蔡小荪名中医工作室"，以更好地传承老先生的衣钵。

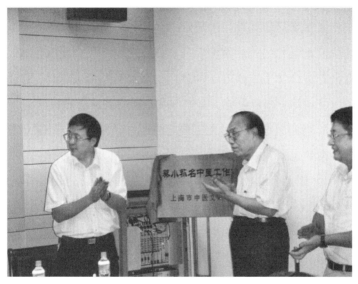

上海中医文献馆"蔡小荪名中医工作室"成立〈

那年，蔡小荪还被聘为世界中医药学会联合会第一届妇科专业委员会顾问，分别被上海中医药大学附属曙光医院、上海中医药大学附属岳阳中西医结合医院聘为特邀专家。

2006 年，蔡小荪荣获中华中医药学会颁发的"中医药传承特别贡献奖"以及"全国中医妇科名专家"称号。

由于蔡小荪在老中医药专家经验传承工作中的突出表现，于 2007 年被国家中医药管理局授予"全国老中医药专家学术经验继承工作优秀指导老师"称号。作为上海地区历史最为悠久的中医医院——曙光医院，聘蔡小荪为"承名方博士传承计划"指导老师，当时在曙光医院工作的张婷婷博士与他对接，进行跟师学习，不到一年，第四批全国老中医药专家学术经验继承工作开始招生，张婷婷顺利成为蔡小荪的第四批学术经验继承学生，蔡小荪曾用一个"缘"字来诠释他对这位学生的器重与喜爱。

张婷婷，来自重庆，有重庆姑娘特有的美丽和爽朗。

1993 年，张婷婷考上上海中医药大学基础医学院吴敦序教授的硕士研究生，当时，吴老正在进行藏象理论的研究，他希望张婷婷做关于中医藏象理论与妇科相关的研究，需要找一位妇科临床医生指导张婷婷，于是打电话给蔡小荪："蔡老，我有一个硕士研究生，想要跟您学习妇科，到您这里来讨教，抄抄方，不知方便否？"

在电话那边，蔡小荪谦虚地说："硕士生啊，讨教实在不敢，可以互相学习。"

随后，吴敦序写了一张纸条给张婷婷，说道："你拿上这个去找蔡小荪老师，他是上海鼎鼎有名的妇科医生。"

由于刚来上海，张婷婷并不知道蔡小荪是怎样的大家，又因为忙于安顿其他事情，最终与蔡小荪缘悭一面，没能跟

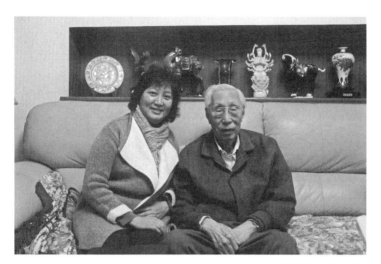

张婷婷与蔡小荪 〈

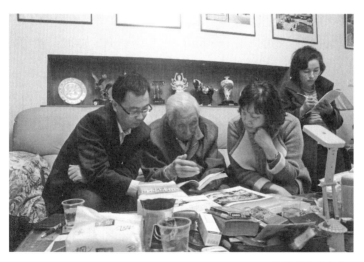

张婷婷与蔡小荪 〈

蔡小荪抄方。张婷婷硕士毕业后，又考上了曙光医院妇科戴德英主任医师的博士研究生，跟师三年后毕业留在了曙光医院工作。

2007年，曙光医院进行"承名方博士传承计划"，医院人事处推荐张婷婷跟随蔡小荪学习，在拜师大会上，张婷婷这才第一次见到自己对接的老师蔡小荪，已近90高龄，却还是精神奕奕，两人说起那一段失之交臂，都不胜感怀，又深感欣慰。

当时请各位传承导师题词，大多写的是"祝曙光医院……"，蔡小荪是最后题的词，曾任上海中医药大学校长、上海市中医药研究院院长严世芸教授对蔡小荪说道："蔡老，就看您的了。"

蔡小荪上台，提起一管斗笔，蘸饱墨汁，从容地写下"学以致用"四个大字，说道："这是我为学生张婷婷写的，希望她将所学知识用于实际中。"全场鼓掌，此时，张婷婷才深刻领略到蔡小荪与众不同的大家风范。

当时，蔡小荪每周在曙光医院有一个半天的门诊，张婷婷每周跟他抄一次方，每次抄方之前，张婷婷都会翻阅蔡氏妇科的相关书籍，自学蔡氏学术思想及治病方法，这使她在门诊抄方时的学习效率更高。

好几次，蔡小荪写一个方子时，写完前一味药，张婷婷便知道下面是什么药了，但当蔡小荪处方稍有所变化，她就会愣一下，每当此时，老师便会在写完病史后，及时讲解自己的辨证处方思路。此时，张婷婷已经意识到老师的良苦用心，因为她平时较忙，只能每周跟诊一次，蔡小荪希望将自己更多的学术思想传授给张婷婷，所以需要在每周仅有的一次门诊上多多讲解。

这样跟了一年后，2008年正巧碰上第四批全国老中医药专家学术经验继承工作招生，张婷婷顺理成章地成为蔡小荪第四批经验继承学生，又一次参加了卫生局统一举办的拜师仪式。

当张婷婷将第一篇跟师心得递交到蔡小荪手里时，蔡小荪思忖一会，将文中一句"我有幸跟随蔡小荪学习"中的"幸"字改成了"缘"，张婷婷十分感慨，她一来上海就有跟蔡小荪学习的机会，阴差阳错，过了好几年才当面见到，最终还是成了蔡氏妇科第八代传人之一，这只能用一个"缘"字来形容了。

随着接触机会的增多，蔡小荪在张婷婷心中的形象越来越伟大，90多岁的人，思路非常清楚，讲话是一句扣一句，没有一句废话。在张婷婷看来，他非常严谨，很少开玩笑，对待病人及学生都非常仁爱，是一位极具人格魅力的谦谦君子，跟他接触过的人都非常愿意亲近他。在曙光医院坐诊的时候，因为一上午要看到70号病人，蔡小荪根本没有时间去上厕所，张婷婷就想了个办法，每看到30号左右，就提醒老师到外面走走，顺便上个卫生间，然而此时，蔡小荪也不会闲下来，还到路过的每间诊室串个门，与正在忙碌的其他医生们打个招呼、握握手。而每当门诊结束与学生们一起吃午饭时，他也会与学生们聊聊手表、相机、摄影、开车、骑马、西餐等他平时的兴趣爱好，使学生们学到医学以外的其他知识。

关于蔡小荪的学术思想，张婷婷觉得，除了周期疗法等外，益肾培元、柔肝养肝是蔡老非常注重的。如不孕症、子宫内膜异位症，提高辅助生殖技术成功率等，其思考的根本还是从肝肾出发，抓住"女子以肝为先天、肾气为根本"进行调治，多能收到满意效果。

有一个黄昏的下午，门诊上来了个40岁左右的女子，一身青衣僧袍，是一位出家女尼，面色苍白、形容瘦削，主诉是闭经数月。

张婷婷暗忖，一定是长期茹素导致的营养不良，心里正琢磨着用补肝肾、益精血的方法进行治疗。蔡小荪为这位女尼把脉，简单问了几句，开了一个十分简单的逍遥散加减方，然后嘱咐她吃完再过来复诊。女尼听了，默默无语，起身合十离去。

门诊结束后，张婷婷问蔡小荪："先生，为什么会考虑用逍遥散方？为什么不用补益肝肾的方子？这张方子太简单了吧？"

"婷婷啊，你有所不知。虽然是出家人，表面看上去非常平静，但我搭了她的脉后，发现左关弦数，明显的肝郁化火，所以用疏肝解郁清热法。由于是出家人，所以尽量少问。其实，每个人都有难言之隐，即使遁入空门，但是心结未散，还是不免抑郁致病。"蔡小荪说。

张婷婷明白，平时对于普通病人，蔡老总是非常耐心仔细地询问病史，刨根问底，生怕遗漏了非常重要的信息，但此次对于这位出家人，蔡老为了顾全她的身份，则尽量少问，但一切都了然于心，这是另一种慈悲。

蔡老尊重每一个病人，不分贫富贵贱，这种处处为病人考虑的做法，潜移默化地影响着在一旁抄方的张婷婷。

　　有一次，张婷婷自己看门诊，来了一位产后三个月的病人，浑身痛而不适，张婷婷初步考虑用黄芪桂枝五物汤，但一翻她的病历卡，发现前面医生已经给她开过该方，吃了好长一段时间了，但病人说毫无效果，张婷婷就觉得非常奇怪，心想肯定有什么信息遗漏了，看到是一旁的父亲带她来看病，觉得有点奇怪，于是问病人与婆婆、先生的关系是否融洽，病人说也挺好。

　　张婷婷严肃道："我现在要开药了，你应该把所有情况都告诉我，否则药不对路，对你也不太好。"病人还是不肯说，一旁的父亲也是沉默，张婷婷灵光一闪："孩子是否健康？"病人顿时按捺不住，放声大哭起来。

　　原来，她刚出生的儿子患有先天性胆道闭锁，情况堪虞，令她焦虑抑郁。此时，张婷婷才意识到病人问题所在，于是毫不犹豫给她开了疏肝解郁的逍遥散加减方，病人服用两周后来复诊，情况已大有改善了。张婷婷此时理解了蔡小荪所说的"问诊要看情况，有些需要追根究底地问，越详细越好，而有些，医生心里明白就可以了，不必非要刨根问底"。

　　在门诊上，张婷婷也从来没有见蔡小荪碰上医闹之事，这与他关爱病人、尊重病人是有很大关系的。没有医闹，还源于蔡老严谨仔细的态度，他时常会告诫学生在临床中要学会自我保护，书写病历一定要考虑清楚，记录仔细。问诊很重要，但不能轻信少数病人的叙述，还要加上自己的判断，这样才能防止差错。如妊娠后尿 HCG，测试必须要用汉字繁体书写清楚"陰性"、"陽性"，以免辨认不清或被人随意修改；患者所说的话，如果对诊断或鉴别诊断有重要意义，要用"据云……"记下来。

三年又匆匆而过，2010 年张婷婷顺利出师了，蔡小荪又送了她几个字，叫做"精益求精"，希望她在中医妇科方面有更深的造诣。张婷婷本来以治疗子宫内膜异位症为主，跟了蔡老学习后，在治疗不孕症方面大有进步，成功率大大提升。后来张婷婷被评上上海市中医药领军人才，又跟蔡老师学习了两年，此后也一直会去看望蔡老师，谈谈工作上的事情，谈谈学术上的问题。有时遇到拿不下的疑难病例，张婷婷总是先去请教蔡老，蔡老知无不言，言无不尽。如果有的病他的确没见过，就会实事求是告知，同时会建议她从某个角度去考虑，也常常使得张婷婷恍然大悟。

每当有空，张婷婷还会带着自己的研究生前往蔡老石门一路门诊部抄方，一是让自己的学生领略老师蔡小荪的大家风范，增强学生学习动力；另一方面是当场教导学生如何去抄方，每次去，她都会让学生早到半个小时，在大门口等着蔡老的车驶过来，为老师打开车门，并扶他上楼到诊室，在这个过程中，让学生打探蔡老身体状态，以决定门诊加不加号，加多少号。蔡小荪看到这些孩子如此，心里总感到暖滋滋的。抄方时，老先生问病史，学生记录下来，同时还录像，以便回去后，张婷婷再同他们讲解蔡老诊治疾病的方法。有一个泰国学生，学得非常认真，毕业后回泰国，将蔡老益肾调周法学术思想运用得得心应手，他希望将蔡氏妇科学术思想在泰国发扬光大。

三　蔡氏妇科基地成立

2009 年，中华中医药学会给蔡小荪颁发了"全国中医妇科名师"奖，他也被聘为"上海近代中医流派临床传承中心"临床带教老师。2010 年，全国名老中医蔡小荪传承工作室在上海市中医文献馆成立，他被上海市中医文献馆聘为专家顾问团成员。同时，由黄素英为主的名中医工作室成员撰写完成《蔡氏妇科临证精粹》，全面、系统地阐述了蔡氏妇科的家传历史、学术思想和临床经验等，由上海科学技术出版社出版。

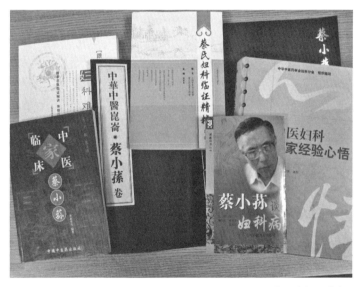

蔡小荪部分著作

195

2011年，由张镜源主编、黄素英撰写的《中华中医昆仑——蔡小荪卷》出版，作为《中华中医昆仑》丛书中的一卷，采用评传体裁，记载了蔡小荪的生平事迹、医术专长、医风医德、养生之道和杰出贡献，展示了蔡小荪作为中医大家的独特人格魅力。同年，上海市卫生局为贯彻落实《上海市人民政府关于进一步加快上海中医药事业发展的意见》（沪府发〔2010〕22号）和《上海市进一步加快中医药事业发展三年行动计划（2010年—2012年)》等文件精神，实施海派中医流派传承工程，进一步推进海派中医流派学术研究和临床传承工作，经招标、申报、审批等程序，蔡氏妇科流派顺利入选。

2012年，海派中医蔡氏妇科流派传承研究基地在上海市中医文献馆成立，并在上海中医药大学附属龙华医院设立分

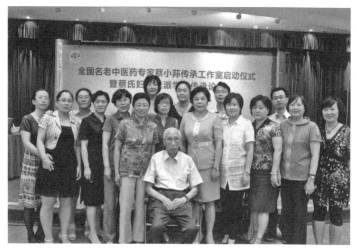

＞全国名老中医专家蔡小荪妇科流派工作室启动会上蔡氏妇科团队合影

基地，同时设有六个分项目：上海市第一人民医院、上海中医药大学附属岳阳中西医结合医院、上海市中医医院、上海市第一妇幼保健院、黄浦区中心医院、闸北区中医医院。2013年，分别在上海市中医文献馆、龙华医院召开两次蔡氏妇科流派基地方案论证会，明确方案可行，自此，蔡氏妇科流派传承研究基地工作正式开始，这标志着蔡氏妇科又一次里程碑式的发展。

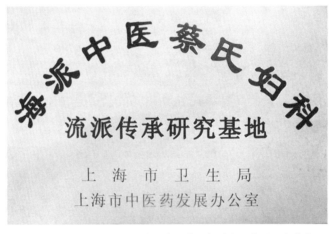

海派中医蔡氏妇科流派传承研究基地〈

那年，蔡小荪刚好90岁，他从20岁就开始行医，至此已有70年之久。上海市中医文献馆、上海市第一人民医院于丹桂飘香之季，特意在上海青松城大酒店会议厅为其举办了行医70周年暨国家级继续教育项目"蔡氏妇科治疗不孕症经验"学术论坛。上海市副市长翁铁慧亦写来了贺信："在蔡小荪教授从医70周年之际，对蔡老先生表示热烈祝贺！蔡先生一生以'诚仁'作为信条，并在从医生涯中时时处处践行。医德高尚，仁心仁术。希望卫生系统，特别是中医系统能大力发扬并力行'救死扶伤，无私奉献'的精神，学习蔡老先生七十年如一日的'乐于为善'，当患者贴心、人民满意的医生。"

国家中医药管理局洪净司长和上海市卫计委副主任、中发办主任郑锦专程前来参会并表示祝贺，高度评价蔡小荪教授对中医药事业的无私奉献、执着追求和突出贡献。上海市中医文献馆季伟苹馆长致辞，介绍了文献馆承担的全国蔡氏妇科流派传承工作室、全国名老中医蔡小荪传承工作室、海派中医蔡氏妇科流派传承研究基地的项目建设情况。

上海市第一人民医院冯运书记则介绍了蔡小荪教授的工作成就，并代表医院感谢他长期无私的奉献。与会嘉宾代表秦亮甫、肖承悰、施杞、严世芸、谢建群、胡国华、马堃等教授及蔡老学术继承人黄素英、付金荣分别发言，从不同角度展示了蔡小荪教授为医仁心仁术、德艺双馨，治学严谨求真、传承创新，为师倾囊相授、树德重道的风范。蔡老的学生们基本都到齐，学生代表张婷婷为他献上了鲜花。

当天下午，参加论坛者有160余人，全国十家妇科流派共同对不孕症诊治的临床经验进行了交流研讨，包括黄素英、罗颂平、丁丽仙、王金权、陈学奇、韩延华、曹晓鸣、哈孝廉、胡国华等，分别介绍了上海蔡氏妇科、广州罗氏妇科、黔贵丁氏妇科、山西王氏妇科、浙江陈木扇女科、龙江韩氏妇科、云南姚氏妇科、天津哈氏妇科、上海朱氏妇科治疗不孕症的临床经验，浙江何氏妇科章勤教授也参加了研讨。蔡小荪好久没有这么高兴了，蔡氏妇科断代的担忧终于一扫而空。一想到如今的蔡氏妇科团队庞大，心里就十分欣慰。前面提到的蔡氏妇科第八代主要传承人黄素英、付金荣、张婷婷三位，都非常有出息，如今在上海中医界都已小有名气，不仅深得蔡氏妇科精髓，还都在为发扬光大蔡氏妇科而努力奋斗着。

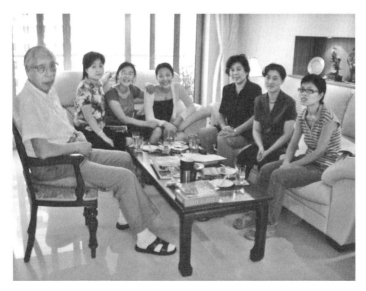

蔡小荪与学生们 ‹

黄素英，生于上世纪 50 年代，上海市中医文献馆主任医师，分别兼任中华中医药学会妇科学会委员、上海中医妇科学会副主任委员、中国中医药研究促进会妇科流派分会副会长、世界中医药联合会妇科专业委员会以及生殖医学专业委员会常务理事。发表相关学术论文 60 余篇，主编和副主编著作 30 余部，主持省、部级以上课题多项，曾获首届上海中医药科技奖一等奖，由她提出的"中医师承与学位教育结合"的创新模式在上海乃至全国推广。1997 年成为第二届全国名老中医学术经验继承班蔡小荪继承人，2005 年负责完成国家十五科技攻关计划"名老中医学术思想、经验传承研究"之一的"蔡小荪学术思想及临床经验研究"，收集整理了蔡小荪临床病案 200 份，形成了学术思想研究报告及名中医成才之路报告，不仅制作留存了蔡小荪教授诊疗、生活的记录光盘，还撰写并出版了专著——《蔡氏妇科临证精粹》。由于在传承蔡氏妇科学术思想方面的突出工作表现，黄素英成为蔡小荪传承工作室负责人、海派中医蔡氏妇科流派传承研究基地负责人、全国中医流派海派蔡氏妇科流派传承工作室负责人。其上海市中医文献馆蔡氏妇科传承总基地团队成员包括王春艳、王海丽、毕丽娟、刘邓浩、张利、苏丽娜、陈晖等。

付金荣，生于上世纪 60 年代，博士，主任医师，教授，硕士生导师。上海中医药大学附属龙华医院妇科主任医师，上海市中医药领军人才。先后负责承担各级各类科研项目 11 项，发表学术论文 40 余篇，主编或参编著作 7

部，获专利 2 项，培养硕士 10 余名。2002 年成为第三届全国名老中医学术经验继承班蔡小荪继承人，目前也主要从事蔡氏妇科不孕症等相关疾病的临床研究及推广应用。其上海中医药大学附属龙华医院蔡氏妇科传承分基地团队成员有葛曼、冯琳娜、温欢欢、王芳、康虹、张岚、沈宇凤等。主要研究蔡氏妇科治疗痛经的学术思想，目前女性痛经发病率较高，蔡小荪几十年前就希望将自己的蔡氏解痛凝胶膏做成外用成药进行推广，但没有成功。这个外用膏药主要含有红花、乳香、没药等，主要针对一些寒凝血瘀的原发性痛经、子宫内膜异位症等，用时一般将膏药贴于关元、中极等穴，可以缓解疼痛，付金荣团队从零开始，继续研究，如果能够成功，将是蔡氏妇科传承基地的一大成果。

张婷婷，上世纪 60 年代出生，博士，主任医师，教授，博士研究生导师。上海市中医药大学附属岳阳中西医结合医院妇科主任，教研室主任。上海市重点学科中医妇科学学科带头人，国家临床重点专科（岳阳医院中医妇科专科）负责人，上海市中医药领军人才。主持省、部级课题多项，获专利 3 项，发表相关论文 80 余篇，主编或参编书籍 20 余本，曾获上海卫生系统第九届"银蛇奖"提名奖，指导过 30 位研究生毕业。兼任中华中医药学会名医学术思想研究分会副主委、中国民族医药学会妇科专业委员会副会长、中华中医药学会妇科分会常委、上海市中医药学会妇科分会主任委员、上海市中西医结合学会妇产科专业委员会副主任委员。2008年成为第四届全国名老中医学术经验继承班蔡小荪继承人，曾前往美国、英国、韩国、中国台湾等地就蔡氏妇科学术思想进行学术交流。其上海中医药大学附属岳阳中西医结合医院蔡氏妇科传承基地团队成员包括王铮、谭丽等。主要传承研究蔡小荪治疗不孕症的学术思想，现与市第一妇婴保健院、市第一人民医院共同收集病例，观察蔡小荪关于提升试管婴儿成功率的中医调治三部曲的效果，包括做试管婴儿前、中、后的中药调理。蔡小荪认为，胚胎移植技术虽然造福诸多不孕患者，但也带来一些问题，如使用促排卵药物，会导致卵巢过度刺激综合征，引起卵巢早衰，还可能增加卵子携带变异基因的几率，取卵过程本身也可能会对女性身体造成损伤或感染，此外价格昂贵，成功率也不高等。所以，他很早就开始致力于胚胎移植的中医药辅助治疗，取得一定疗效，但没有深入系统研究过。

除以上外，尚有上海市中医药大学附属上海市中医医院蔡氏妇科传承基地分项目，其团队成员包括王隆卉、赵宪先、倪晓蓉等。其中王隆卉，是上海市中医医院妇科主任，也是第三届全国名老中医学术经验继承班蔡小荪继承人，先后发表论文20余篇，参与编写《蔡氏妇科临证精粹》、《蔡小荪论治不孕症》，负责完成中医药三年行动计划项目《蔡氏妇科流派传承分项目》。另外，还有上海市第一人民医院蔡氏妇科传承基地分项目，团队成员包括周翠珍、翁雪松、金毓莉、许华云等。周翠珍，市第一人民医

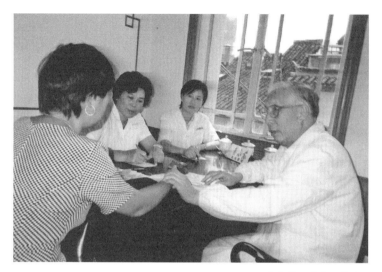

院中医妇科副主任医师，1977 年毕业后即师从蔡小荪，深得其传，从事妇科科教医工作 40 余年；翁雪松，2012 年第四届全国老中医药专家继承班硕士毕业，师从蔡小荪有 20 余年，与蔡小荪一起申请的蔡氏痛经贴被授予国家发明专利。

此外，蔡氏妇科第八代主要传承人，还有黄浦区中心医院中医妇科副主任医师莫惠玉、静安区中医医院副主任医师陈旦平等。

蔡小荪可谓桃李满天下，在他有生之年，真的实现了让蔡氏妇科在全国各地乃至国外遍地开花的梦想，他感到十分满足。

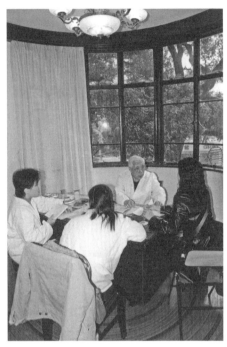

> 付金荣、王隆卉抄方

蔡小荪是满足的，是知足的，但是他的学生们是有些遗憾的。

那是国医大师的评选。

2009 年 6 月 19 日，由人力资源和社会保障部、卫生部和国家中医药管理局在北京联合举办首届"国医大师"表彰暨座谈会。30 位从事中医临床工作（包括民族医药）的老专家获得了"国医大师"荣誉称号。

这是新中国成立以来，中国政府部门第一次在全国范围内评选国家级中医大师。获得首届"国医大师"称号的中医专家有30名，均为我国德高望重、医术精湛的名医名家。获得首届"国医大师"称号的30名中医专家有王绵之、邓铁涛、朱良春、任继学、李济仁、张镜人、陆广莘、周仲瑛、贺普仁、唐由之、程莘农、裘沛然、路志正、颜德馨等。而五年以后，2014年，第二批30名"国医大师"又评选出来，他们是干祖望、石仰山、阮士怡等。

蔡小荪与首届国医大师中的颜德馨教授，以及裘沛然教授交情甚笃。

裘沛然（1913—2010），原名维龙，浙江慈溪人。中国国医大师、上海中医药大学和上海市中医药研究院终身教授，也是中国特大型综合性辞典《大辞海》的副主编。他曾就读于国学专修馆，1930—1934年入丁甘仁先生所创办的上海中医学院学习，并在名医丁济万诊所临床实习，又常请益于谢观、夏应堂、程门雪、秦伯未、章次公诸先生之门，深得海上诸名家的青睐。1934—1958年悬壶于慈溪、宁波、上海，1958年进入上海中医学院担任教学工作，历任针灸、经络、内经、中医基础理论、各家学说诸教研室主任，长期从事中医教育和中医理论、临床研究，在中医基础理论、各家学说、经络、伤寒温病、养生诸领域颇多见解，对内科疑难病的治疗亦颇具心得，为培养中医人才做出了贡献。

1996年10月，裘沛然教授在《新民晚报》发表"读弘一法师赠小香医师诗后"：

顷读弘一法师赠小香先生诗，以蔡氏妇科名家，叔同故有此调侃，因续和四绝，博小苏一笑。法师倚塔座有灵，或亦为之合十。剑凤楼。

　　红尘休怪闹盈盈，方外犹多未了情，
　　何必刘桢更平视，佳人争着面先生。

　　丁香艳舌吐微红，素手纤纤脉理通，
　　一自捧心倾诉后，万花齐拥蔡郎中。

　　暮鼓晨钟法座开，世尊六道说轮回，
　　佛龛昨夜方禅定，一片情歌古刹来。

　　色即是空空亦非，绮罗着尽着僧衣，
　　华严妙法吾能说，只恐禅师未息机。

　　这是裘沛然读了当年弘一法师李叔同写给蔡小苏祖父小香公的调侃诗后，深有感触，于是诗兴大发，作此诗一首。蔡小苏读后，颇多感触，于是便步原韵又续和四绝：

　　回溯往年热泪盈，唏嘘不胜祖孙情，
　　重读李诗频玩味，未谙平仄愧此生。

　　欣逢深秋霜叶红，诗兴息息一线通，

漫道先人金兰谊，艳词雅谑谈笑中。

沛公惠诗笑颜开，反复吟哦知几回，
情长纸短意未尽，弄笺如见故人来。

世事沧桑今昔非，菲才何堪承钵衣，
裘翁若问禅师志，续貂有愧说缘机。

蔡小荪与裘沛然、颜德馨等中医大家的交往，虽没有当年"天涯五友"般正式磕头结拜，但也可称得上是金兰之交、知己挚友了。

但这两届评选，蔡小荪作为海派中医妇科的代表，并没有上榜。

"老师，我们真替您惋惜，像您这样历经各个时代，既通医术，又精于文史国学的医生，真是凤毛麟角。"一次学生聚会，席间学生张婷婷说道，她一向快人快语，不愿意藏着掖着。

"婷婷，你怎么理解国医大师这几个字呢?"蔡小荪反问。

"大师是旗帜、是方向、是力量、是形象、是榜样，他们对于中国乃至全人类来说，都是一种宝贵资源，而且是不可再生资源！所以，全社会都应该来珍惜并利用好这宝贵的资源，共同营造一种学习国医大师、弘扬中医精神的氛围。"

一旁的付金荣抢着说道。

"是呀，这次表彰不仅是对国医大师本人的认可和肯定，上海中医界有张老、裘老、颜老、石老，都是德高望重，大医精诚；而更重要的是，坚定了中医药学子们学习和热爱中医药事业的信心和决心。有这两点在，我就足够宽慰了，做医生的，仁心仁术最要紧，而至于我有没有评上，这都是缘分，不要去强求，更何况，我自觉还有所欠缺，还要继续努力，精进不怠啊。"

说这话时，蔡小荪一脸平静。此时，学生们深刻感受到老师的大家风范，这是一种从大家庭中走出来的与生俱来的大气谦和。

❧ 第七章 ❧

一 蔡小荪痛失爱妻

虽然一路走来并不平坦，有许多磕磕碰碰，但蔡小荪对自己此生还是比较满足的，他出生在蔡氏妇科中医世家，一生下来人生目标就已经非常清楚了，蔡氏妇科学术思想获得同行的高度认可，有一位美丽贤德的妻子陪伴自己走过风风雨雨，有懂事孝顺的儿女，又有一群他十分中意的学生，这种师生情谊更多地已成为亲人间的亲情，融入在蔡氏妇科医术之中了……

但是，人生总是聚散离合，福祸无常。

这一日，吃罢早饭，拾掇过桌子，妻子王慧芬在沙发上坐定，轻轻地对蔡小荪说："一仁，我最近身子大不如前，腹部鼓胀，隐隐作痛，看来要住一段时间医院了。"

正在沙发上看报的蔡小荪闻言大惊，他非常了解妻子的性格，一辈子忍辱负重，逆来顺受，要是不到实在难忍的情况，绝对不肯说住院看病的这句话，一来是怕丈夫担心，二来也怕影响小辈们，这几十年来，有什么小毛小病，能拖就拖，能熬就熬。看着妻子那张眉头微皱的脸，蔡小荪明白，妻子其实已经承受了莫大的痛苦，只怪自己太粗心，没有早一点察觉。

"慧芬，不要急，我和小莫说，我们马上去医院。"蔡小苏口中的小莫，是黄浦区中心医院中医妇科的莫惠玉医生，也是蔡小荪的学生，第八代传人之一，平日里经常来看顾老师和师母。这时候，蔡小荪也顾不得麻烦学生了，当下给莫惠玉去了电话，在莫医生安排下，妻子住进了医院。一通检查下来，是肝囊肿，肝腹水，不久，王慧芬即陷入昏迷。

这段时间，蔡小荪茶饭不思，虽然年事已高，但每天都要去医院陪伴一会，看着几十年相濡以沫的妻子盖着白色的被子躺在病床上，蔡小荪心情异常沉重，他冥冥中觉得，这一次，妻子很可能过不了这一关了，几十年的生活情景，一幕一幕都浮现在眼前，恋爱，出游，生子，苦难，新生，每一段人生，妻子都陪着他走过，没有享多少福，反而整天操劳，甚至担惊受怕。想着想着，两行老泪从他的眼角滑落。

蔡小荪的学生们闻知此事，都纷纷赶来了。黄素英作为基地的负责人，学生们之中的"大姐"，担任起轮流排班值夜的角色，黄素英、张婷婷、莫惠玉、付金荣等，每个学生都轮到，大家都希望能帮老师分忧，也希望师母可以早一点恢复健康。

这一天，王慧芬的病情略有好转。她能不大费力地睁开眼睛了，还喝了两匙牛奶和一点橘汁。但，她仰卧着，两个眼睛直视着一个地方，目光是呆滞的，没有任何表情，似乎对四周的一切幸与不幸都很淡漠。蔡小荪从未看见过她现在的这种样子。他被吓坏了。他连连唤她，她只轻轻晃动了一下手掌，好像不愿让人惊动，好像她在那种令人担心的半麻痹状态中感到舒服，决心把自己永远禁锢在那里面。

时间一点一点地过去，蔡小荪紧张地坐在王慧芬床边，他觉得自己也到了疲劳的顶点，也在断裂了。他那明显变得消瘦的脸上，两个颧骨凸起。浓眉下布满红丝的眼睛里闪着泪花。他把汗湿的手掌紧紧捏成拳头，仍然克制不住周身簌簌地颤抖。他一头扑在她枕边，闭着眼，喘着气，嘴里只喃喃地重复着两个字：慧芬，慧芬。

　　他那粗重的喘息声，惊醒了半睡中的王慧芬。她睁开眼来，朝他望了望，又好像并没有看见他。这呆滞的目光，使蔡小荪浑身发抖，不知该说些什么，做些什么，才能唤回她对生的热望。这是他的妻子，是他在世上最亲的亲人。他不能没有她，他要留住她。

　　"你还记得我们的第一次见面吗？你还记得我们第一次看电影吗？那是《魂断蓝桥》，费雯·丽，你最喜欢的演员。你还记得我带你出去打猎吗？开着车，到川沙树林里打兔子，你还拦住我说，兔子很可爱，放掉它。你还记得我夜里从牛棚回来，你抱着我哭？这么多年，我们从来没有红过脸，从来没有争过嘴，你每天都是笑眯眯——慧芬，不要走，你不好走的呀，我一个人怎么办？你要走的话，我跟你一起去……"

　　蔡小荪突然看见，妻子眼里滚出两行晶莹的泪珠，默默地顺着眼角滴到雪白的枕头上。她吃力地说："一仁，我走不动了！"蔡小荪像孩子似的哭起来："是我没有把你照顾好……"

　　蔡小荪就这样无言地守了一个下午。黄昏时，王慧芬好像又好了一些，她把头转向蔡小荪，双唇动了动，努力要说

211

什么的样子。她终于说了："一仁，你年纪大了，以后学会自己照顾自己，门诊少看一点了，我没法再照顾你了。"

"我知道了。"他答着，泪水不自主地滴了下来，他忙用手背擦去。

她望着他，还想说什么的样子。可是，她闭上嘴，好像已经用尽了力气，再不开口了。

2012年9月1日，王慧芬离世了。

蔡小荪悲痛欲绝，葬礼那天，他坐在轮椅上，一句话也说不出来，最后由学生替他念了追悼词。他的儿子和学生们为他打点了一切，学生们一个个围在老师身边，握着老师冰凉的手，说着宽慰的话，可是，蔡小荪一句都没有听进去。

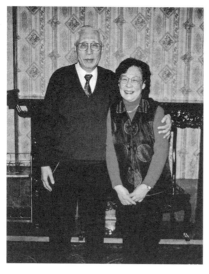

＞蔡小荪与夫人王慧芬

他的眼泪止都止不住，眼睑的皮肤都被擦破了，他的躯体就像被抽走了最大的支撑，摇摇欲坠。

王慧芬刚离开的那一段时间，为了排解蔡小荪的悲痛，学生们轮流前往老师家中探望，劝慰他要节哀，同时与他聊聊其他有趣的事情以转移注意力。莫惠玉、黄素英、付金荣、张婷婷等虽然平时工作很忙，但经常会带着自己的学生一起去探望，有时带个病人给老先生瞧瞧，每当看到病人，老先生就又像恢复了以前的生机，将自己全身心投入到为病人诊治疾病中去，那短暂的看诊几十分钟，他似乎完全忘了丧妻之痛。

张婷婷对老师说："师母其实是最幸福的人，因为师母从来不担心您，你们琴瑟和谐，举案齐眉，彼此信任。师母在世时，就是担心您看病是否劳累，您要是哭坏身子，师母是不会答应的，九泉之下也会挂念的。"蔡小荪点点头。

此后，蔡小荪也慢慢恢复了平静，不再沉浸于无尽的悲痛中，一想念妻子王慧芬，他就写诗，聊以慰藉，收录在《小乐静斋笔记》中，至今已写了62首。

这本诗集的开头是这样写的：

壬辰初秋，农历七月十六日，晨七时三十三分（公历二〇一二年九月一日）芬西归瑶池，抢地呼天，回生乏术，恸何如之，终日以泪洗面，哀思不绝，地久天长，泣挽。

结伴七旬待来年，未期突变隔人天，

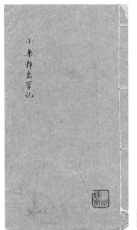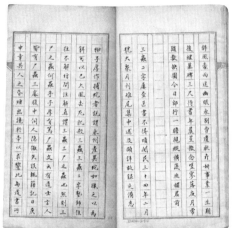

> 蔡小苏《小乐静斋笔记》

诚知久合终须别，无限哀思泪满颜。

痛失老伴不欲生，孤独寂寞度晨昏，
几时能得回天药，再会相思梦里人。

愁云皓魂照寒窗，夜阑无眠徒悲伤，
思亲回忆往年月，细语温存旧时光。

孤影度日又重阳，佳节思亲倍感伤，
一行哀书千行泪，难忍悲伤断寸肠。

晨钟暮鼓传梵音，青灯黄卷并诗吟，

长思贤伴少欢日，最是动听默颂声。

父母子女骨肉亲，兄弟姐妹手足情，
人间至爱天伦乐，更幸夫妻肺腑心。

时光如箭又一年，思亲难忍百感牵，
常忆往昔相伴日，依依共度好春天。

又逢清明仲春天，日丽风和暖人间，
逝去亲情相思苦，难忍悲怀泪满颜。

凄风苦雨离恨天，魂归净土百感牵，
痛失贤伴悲愁绝，无限思念泪满颜。

月落风啸霜满天，空房孤枕对愁眠，
求梦难圆寻常事，独拥寒衾度残年。

贤伴西去瞬三年，遗容依然在目前，
微笑如生似欲语，再度旧时幸福天。

……

　　这一首首的诗作，许多都是蔡小苏在夜深梦回时写成，一
首吟罢泪流两行。

215

二 义妹至亲情同骨肉

2015年11月2日，对蔡小荪来说，又是一次晚年的心灵打击。他的义妹在美国病逝，噩耗传来，蔡小荪十分悲痛，赋诗志哀：惊闻娟妹去瑶池，老泪满颜倍哀思，难得梦里偶相见，犹是青梅竹马时。

这位义妹，是香荪公的故交朱培卿的第四个女儿，当年朱培卿有三子七女，因见童年的蔡小荪没有兄弟姐妹，十分孤单，于是将这个女孩4岁起就送给香荪公，住在蔡府，小名新宝，后取名慧娟，小蔡小荪一岁，二人共同读书、游玩，互相爱护，情同骨肉。

这朱氏是海盐世族，家境富有，慧娟的祖父朱丙寿，是晚清同治四年（1865年）的进士，曾任户部郎中、琼州知府、潮州知府。52岁时因母病辞官回乡，兴建住宅，号称海盐县城第一大宅，这大宅门与朱家花园，在抗日战争初，被日寇烧毁。

慧娟的外祖父是清末民初海上名人严筱舫，原中国通商银行总董，上海总商会创始人。慧娟的母亲，是严筱舫的四女，都称为四姑太太。慧娟的大姐，嫁给了四川杨锡荣，如今江西中路九江路口的上海银行大厦，就是原杨氏聚兴盛银行旧址。而慧娟的寄父，就是沪上名人魏廷荣，法租界华董，中法银公司总经理，法租界中华义勇团总司令。等到慧娟年长，由魏廷荣做媒，嫁给了海门顾少卿之子顾志鹏，这顾少卿当时是华成烟公司的大股东之一，兼任厂长。

慧娟与蔡小荪青梅竹马，一直彼此照顾。在 1966 年开始的苦难岁月中，早已离开大陆远赴美国的慧娟，不时打听哥哥的状况，听说哥哥被打成走资派，关牛棚，遭批斗，家产被没收，无以生计，于是立即每个月定期从美国寄来一些港币，一直到粉碎四人帮。这着实解了蔡小荪一家的燃眉之急，雪中送炭，使得全家的生活得以维持。

蔡小荪在几年前曾写过一篇短文，叙述义兄妹之间的骨肉亲情，文中说道："现彼此虽远隔重洋，尤相互关怀，时通电话，朝夕无间，兄妹情深，堪以自慰。目今盛世昌平，人民增寿，诚然夕阳无限好，却是何虞近黄昏。但愿有生之年，更添和蔼岁月。"

三　蔡小荪晚年心有寄托

为了排遣孤寂，翻看过往岁月的摄影集，成了蔡小荪每天要做的事情。

早在蔡小荪年轻时，就有很多兴趣爱好，如京剧、武术、马术、游泳、摄影、打猎等，但在"文化大革命"中他收藏的京剧戏服被烧，马裤也不知去向，相机等物均被收走，一切兴趣爱好戛然而止。"文化大革命"后，蔡小荪还是不忘自己的摄影爱好，又去购买收藏了好几架相机，对知名品牌相机如莱卡、尼康等如数家珍，没事就在家中把玩，他对照相器材镜头的选择也颇为讲究，最喜欢拍风景照。

80 年代初，蔡小荪参加了中国摄影家协会上海分会风光组，一有空隙就外出摄影，拍了上千张颇有韵味的风景照，他

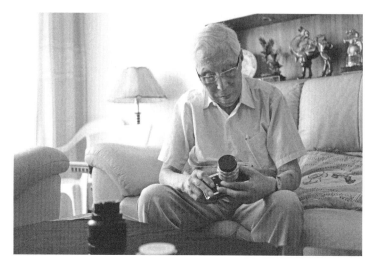

＞蔡小苏把玩照相机

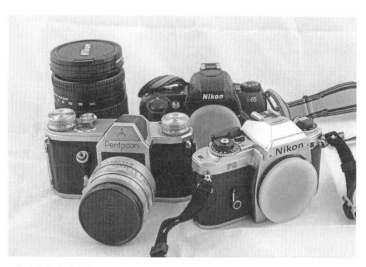

＞蔡小苏收藏的相机

会给每张照片取上一个恰到好处的题名，如《三山帆影》、《夕阳渔歌》、《碧海孤舟》、《太湖深秋》等，分别入选于上海市老年摄影学会第二届、第四届摄影艺术展览。

其中，《太湖深秋》是蔡小荪在无锡鼋头渚拍摄渔民撒网的照片，也是蔡小荪最得意的照片之一。

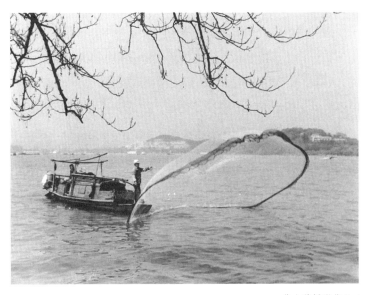

蔡小荪摄影作品 ‹

那是一个深秋的星期日，蔡小荪随摄影家协会一早就到了太湖边，眼见得波光粼粼，湖面上点点渔船，蔡小荪甚为喜悦，创作热情一触即发。每年的这个时间，都是法定的太湖捕鱼的开捕期，太湖渔民准备一年就是为了在这 30 天里大显身手，渔民们吃住在船上，一块彩条苦布就是一间渔民的临时住所，劳累了一天的渔民总是伴着太湖的波浪声进入梦乡，那种风餐露宿、辛苦劳作的场面，给蔡小荪留下了深刻的印象。他挎着相机沿着岸边走走停停，直至日落西山。

这一天，蔡小荪端着相机拍了很多镜头，但是，越是与渔民接触，越是发现还没有能找到心中最美的那一个瞬间，他决定了，要拍美丽的落日下的渔船。于是，他选择了等待，从中午一直等到黄昏，他发现了小渔村的安详恬淡，一棵伫立在水中的枯树，颇有张力的枝杈造型，夕阳下的小渔船，渔民在撒网，等着一日辛劳后的收成，还有静静的湖面，让人如痴如醉，流连忘返。蔡小荪终于按下了快门，那是一种张力的呈现，其实，在他的内心深处，居然也生起了和这些渔民一样，在天地湖海中自由生活的念头。

蔡小荪的一幅摄影作品《经霜》，曾刊登在由上海市中医药大学 1984 年 1 月创刊的《医古文知识》杂志封面上。画面以一棵曲折的柏树为主景，柏树在阳光下，前面侧身站着一位知识分子。蔡小荪摄《经霜》作品时有简析："见一古柏，傲然独立，虬枝曲折，坚挺有致，叶茂常青，经霜不凋。爰请林老与之合影，取阴暗背景，突出阳光强烈反差，寓老知识分子，经过浩劫磨难，坚忍不拔；拨云见日，迎来光明；朝气蓬勃，犹有余勇；在有生之年，为祖国繁荣富强，添砖加瓦。"蔡小荪认为，摄影不仅是一门艺术，也是一项极好的体育运动，无论是对身体素质的锻炼，还是对精神世界的陶冶，都是相当好的选择。他常自豪地说："摄影是一门艺术，我虽然不是最好的摄影家，但肯定是一个有追求和有自己风格的摄影爱好者。"2001年，上海市老年学会老年摄影专业委员会授予蔡小荪"名誉会员"称号。同时，他还是北京和上海华侨摄影学会、台湾中华摄影学会会员。

就是这几千张照片，丰富了蔡小荪的精神世界，也安慰了他的晚年。

妻子去世后，学生张婷婷为了让老师能够心有寄托，叫上几个学生把蔡小荪的那些照片整理了一番，为老师出了一本摄影集，蔡小荪非常高兴，显得兴致勃勃。

摄影集出版之前，张婷婷约了一位在国际上小有名气的摄影师去为老师拍人物照，去之前，张婷婷特地关照这位摄影师，把他的摄影设备都带去，老先生懂摄影，可以跟他交流一下。

于是，这位摄影师带了一车的摄影设备到了蔡小荪家，蔡小荪见状兴奋不已，他拿起那些设备轻轻摆弄，熟稔得就像是自己家中的一样，而且还与摄影师交流，如数家珍，摄影师在一旁不动声色，从各个侧面，把蔡小荪把玩那些相机的神态都捕捉了下来，拍完了，跷起大拇指对蔡小荪说："蔡老，我没见过像您这样专业的医生，在摄影界，您也肯定有一席之地！"

蔡小荪非常高兴，拿出自己珍藏的那些风景照给摄影师欣赏。摄影师看得目瞪口呆，他不相信这位中医妇科医生，居然有这样高超的摄影技术，画面构图新颖，颇具章法，注重美感，并且每张都有题字。摄影师赞叹之下，居然一张张翻拍下来，还说要将这些照片拿去展览。

四 人生第 95 个年头

时光已经走到了 2017 年，蔡小荪迎来了人生的第 95 个年头。

他没有显得垂垂老矣，生活都能自理，除了腿脚有些不便，他的生活还保持着原来的习惯。这主要得益于他退休后坚持奉行的养生之道。总结起来，主要有四点"乐趣"以及三个"健康"观。四点"乐趣"分别为助人为乐、知足常乐、自得其乐、为善最乐。三个"健康"观，即思想应健康、爱好要健康、身体更健康。

蔡小荪认为，饮食习惯很重要，除了合理饮食、不偏食、不暴食外，对吃要随遇而安。他常说："就算是食补，也要讲究顺其自然，喜欢的可多吃一点，不喜欢的就不要勉强，要掌握八分饱的量，老年人可以适当吃素。如果要吃补药，男性当以补肾为主，如六味地黄丸，女性要以补血为主，如四物汤。"蔡小荪还提倡"早梳头、晚泡脚"。他认为，头部为诸阳之会，经常梳头，可以促进大脑皮层的兴奋性以及血液循环和皮下腺体分泌；而双脚是三阴经的起始点，又是三阳经的终止点，当老年人出现不同程度的全身动脉硬化时，或因代谢紊乱，血脂增高，内分泌障碍等原因发生末梢循环障碍时，身体抵抗力会随之下降，而睡前用热水泡脚，能保证全身的经脉舒畅，利于身体健康。此外，蔡小荪的养生之道更重要的是生活中处处都有好心情。

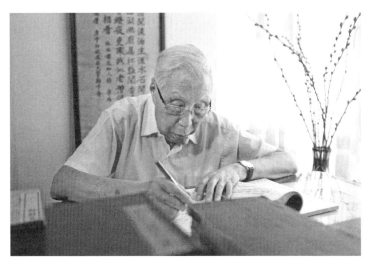

　　每天早上一起床，他要喝一杯牛奶，吃两片面包、一片煎过的培根。这种习惯已经很久了，他家里一直如此，保持着西式早点的习惯。他家在吃饭的时候，一直使用分食制，蔡小荪认为，这是一种礼貌，一种风度，是不强迫于人的方式。家里的九套西餐刀叉是蔡小荪最喜爱的，是上世纪 30 年代的老货，做工考究，银色的餐具上，印着典雅的花纹，而富有西洋格调。

　　吃罢早饭，蔡小荪便在沙发上读报或者看书，有些书已经翻阅了许多遍，但是对于蔡小荪来说，是常读常新，比如《黄帝内经》、《傅青主女科》，这个时候，可能会有几个电话打来，黄素英、莫惠玉、付金荣、张婷婷、金毓莉、陈旦平等，她们会时不时来问候一下："先生，今天心情好吗？"

"心情蛮好，你们最近有什么疑难杂症吗?"通常蔡小荪会这样问。

而这几个学生会把一些临床案例和老师说说，一方面当然是听听老师的思维方式和自己的有无二致，一方面权作帮老师解解闷。

中午时分，蔡小荪的午饭吃得不多，吃完之后他会打个小盹。

下午可能会有病人来，每一个病人，蔡小荪都打足精神，用不失浑厚的嗓音问长问短，他十分珍惜这段时光，可以帮他从孤独中抽离出来，虽然病人并不多，但是他把每一个病人都照顾得十分妥帖，每一句话都试图让病人理会，兴致好的时候，甚至会同病人聊聊现在的时尚，以及当年的时尚。

早在 70 年代，在繁忙的工作之余，蔡小荪就加入了中国农工民主党，组织及参加一些党派工作。1980 年，蔡小荪任中国农工民主党全国第四次成员代表大会代表、医药卫生工作委员会委员；1982 年，蔡小荪任中国农工民主党上海市委会第四届工作委员会医药卫生工作委员会委员；1984 年，任中国农工民主党上海市第七届委员会常务委员。蔡小荪始终认为，一个医生不能只在他的诊室，父亲当年心怀天下、急公好义的精神一直鼓舞着他，所以，能为社会多做点贡献，是当仁不让的。因此，只要有闲暇时间，蔡小荪就会写一些社情民意，关乎医疗，关乎民情。

一般下午忙完一些事情后，蔡小荪就会舒舒服服地泡个热水澡，以促进全身的血液循环。晚饭后，他就坐在沙发上看电视新闻，还喜欢看京剧和昆曲，这都是年轻的时候迷上的，但是现在好的戏曲节目太少了。于是，他会拿出收藏的戏曲光碟，一张一张播放，《定军山》、《群英会》、《打渔杀家》。往往是一张光碟没有放完，他已经进入梦乡。在梦乡中，他会穿着一身挂靠，或者老生装扮，在三尺舞台上展现他的薛平贵和诸葛亮，台底下一片喝彩声，他身边的那些军卒将领，突然变成了他的那些同道们，他看见他的妻子王慧芬也坐在台下，冲着他点头微笑。